天下文化
BELIEVE IN READING

因為身體記得

告別憂鬱症的療癒之路

尤虹文

The Unforgetting Body

For Zen and JCH

Contents

Heart

Path

第二部

療癒之路 The Path to Healing

第三部　療癒之道　The Essence of Healing

Essence

引子

我的病，叫做憂鬱症

紐約甘迺迪機場，飛往耶路撒冷的班機門即將關閉。

「Mimi 你到底在哪裡？我們都在等你一人。你趕緊把自己收拾好盡快過來啊。Get yourself together!」帕爾曼大師的助理在電話裡焦急的詢問。

我蜷曲成一團，泣不成聲，痛苦的跪在上西區七十二街公寓的木頭地板上，拿電話的手不停顫抖。

「大師，我真的很抱歉，但是這次首演我沒辦法參加。我真的沒辦法飛。我會負起一切責任，您趕快找可以替代我的大提琴家。」

我躺在冰冷的地板上，好像窒息了一般，電話那頭傳來大師低沉的聲音：「有些事情，你必須自己做決定！」

掛了電話，我聽見一聲淒慘的哀號。這是我的聲音嗎？多年的演奏生涯，終於毀於一旦？我想起大師助理上飛機前氣急敗壞的最後一句話：Get yourself together!

我早已四分五裂，怎麼 get myself together?

我就這樣躺了不知多久，聽著時鐘一分一秒滴答滴答的推移。飛機終於飛了嗎？我幻想看到窗外藍天一縷飛機飛過的痕跡。大提琴靜靜的陪伴在我身邊，這麼多年來，她總是稱職的扮演我那無語的戀人。

窗外的天空不斷變化，從深藍到淺粉，最後落入無盡的黑夜。他們應該到以色列了吧？我有多久沒吃沒睡了？恐怕連男朋友走進來看望，我都渾然不覺。因為我早已不在紐約，我已漂浮在死海中，傷痕累累的釀在鹽水裡頭；或是消失在以色列國境邊緣，金黃的內蓋夫沙漠。

我的燦爛美國夢，為什麼剎然停止？美國音樂圈的人會怎麼想？在台灣的父母老師朋友又會怎麼想？我是個徹底的失敗者，再也沒人會相信我、原諒我。無論是冰雪的克里夫蘭、迷樣的康橋、暖春的紐約，或是炎熱的高雄，我這麼多年來孜孜不倦的努力，終於成為一場夢幻泡影？我的胸口一陣劇烈疼痛，我開始無止境的哭泣。生命的中心就是痛苦，但藝術一直充當著最美好的麻醉劑。現在麻醉劑退去了，黑暗中，痛苦如同巨大的陰影不斷漫延，心痛得我希望到廚房拿把刀子，撕裂自己的心。

我搖搖晃晃摸黑起身走向廚房，生和死的力量不斷拉扯，STOP! MAKE THE PAIN STOP! 我瘋了嗎？我竟然想自殺？

那時的我，不知道自己已經病了好久了，以色列不過是壓倒駱駝的最後一根稻草。我是個病人，我的病叫做憂鬱症。那時的我也不知道，是否有一天，我可以恢復健康，重新站起來。

這是一本關於療癒、懺悔和救贖的書，探討如何看待自己或身邊的憂鬱症病人，教你與憂鬱症共存的方法。最重要的是，如果你跟我一樣，曾在生命的邊緣徘徊，我想藉自身的經驗告訴你，如何從懸崖邊回頭，如何從沉浮的大海中上岸。

如果有幸，你會發現：生命的中心，絕對不是痛苦。生命是如此美好，享受生命是我們與生俱來的權利。憂鬱症不是你的錯，你跟我一樣，我們是無辜的。只要你願意，讓我陪你在黑暗中哭泣；只要你願意，讓我陪你，當生命轉入暗角時，重新找到生命中最初始、最純淨的喜悅。

我等你，翻開這本書，勇敢的，和我一起走出療癒的第一步。

心

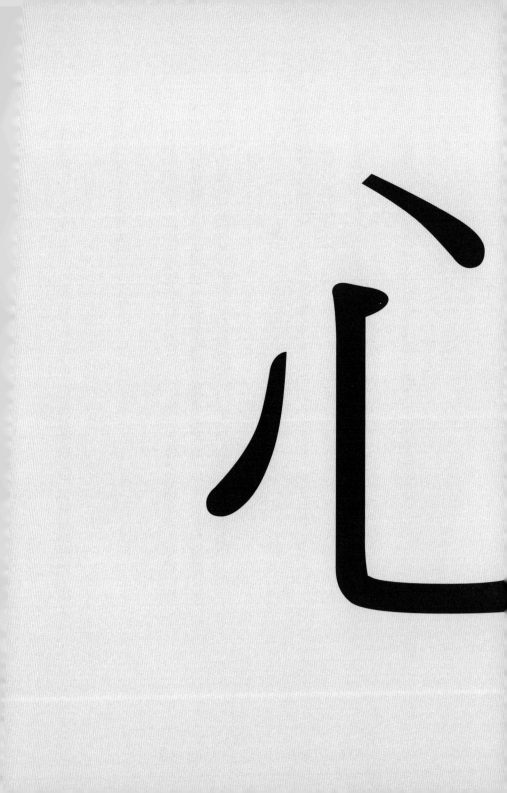

第一部

療癒之心

The Heart of Healing

1 暫停的樂章

你是不是經常悶悶不樂？即使從現實角度上，許多人認為你理當是世界上最快樂的人？

早上起來，不僅沒有活力充沛，反而覺得人生一點意義都沒有？

失眠很久，不知道睡覺的幸福是什麼？

看著別人臉書打卡貌似神采飛揚的人生，讓你不知何去何從？

你想找人傾吐，卻只聽到別人說：哎唷，你還有什麼好抱怨的？比你苦的人太多了！

根據「美國國家心理衛生研究院」（National Institute of Mental Health,

NIMH）統計，美國每年有一千六百二十萬人罹患憂鬱症。「世界衛生組織」（WHO）則估計全球約有三億人口正飽受憂鬱症之苦。

你，是不是其中一位？

滑鐵盧，還是轉捩點？

以色列事件之後，我每週一次尋求西方心理諮商。我在紐約的心理醫師布思醫生是很有經驗的治療師，尤其擅長跟音樂家和藝術家進行溝通。

第一次走進布思醫生在上西區的治療室，映入眼簾的是一整牆的東西方哲學和心理書籍。布思醫生有著一雙洞察人心的眼光，劈頭就問我：「你為什麼來接受認知行為治療（Cognitive Behavioral Therapy）？你有家人、朋友、男朋友，為什麼要對我這樣的陌生人敞開心房？」

他的問題很尖銳，我無法回答，於是靜靜的坐在沙發上沉思。

「你上了哈佛、茱莉亞，到處演出，人生許多艱難的歷程在你看來輕而易舉，但你卻如此的不快樂？這是為什麼？」我依舊無法回答，偌大的治療室是如此寂靜。

「布思醫生，我想，我是來尋找一系列答案的。」

「那我們就先從以色列事件開始吧。你對於以色列事件有什麼看法？」

「我自認以色列事件是我的滑鐵盧，人生最大的失敗，完美無瑕的軌道徹底崩盤。」

布思醫生卻有完全不同的想法：「我認為以色列事件是你人生的轉捩點。與其把它當作崩盤（breakdown），為何不把它當作新的契機（awakening）？」

我一臉疑惑的看著布思醫生。

「這是你人生中第一次傾聽你的身體，第一次把身體的主動權拿回來。你的身體當下需要你做的，不是全世界到處飛行，去演奏給不認識的人聽，而是留下來接受治療，好好的休息。」

哇！真是如雷貫耳啊。有沒有可能，我一直以來不尊重自己的身體？經年累月的長途跋涉、時差顛倒，到底在求什麼？這些年，我獲得了什麼？經歷了什麼？又失去了什麼？

回望初衷

在佛蒙特州演出時，我痛到趴在地上，一路慢慢爬到隔壁鋼琴家的房間，敲門求她給我一錠止痛藥；親人在台灣過世，隔天還飛到薩拉索塔，結果演出結束馬上就住院打點滴；在紐約州一遍遍排練，最後竟在演出前暈倒，所有人都驚慌失措的圍著等我甦醒；大雪中為了趕飛機去演奏，冰冷及膝的雪把我半身都弄濕了，我卻只在乎大提琴有沒有受到任何傷害。

當我不知收斂、賣命衝刺的同時，算不算是「以隋侯之珠，彈千仞之雀」？以色列事件或許只是冰山一角？當我看似擁有一切，我的內心，真的幸福快樂嗎？

回想幼小時，我是真心的愛著音樂。我會一遍又一遍播放聖桑的〈大提琴協奏曲〉CD，或是忘情的彈著巴哈〈十二平均律〉。不為什麼，不為誰，就當是天底下一件很自然很喜悅的事情。

年紀稍長，開始要比賽、要得獎、要出國、要競爭；到了國外，冰天雪地的環境中，一個人關在琴房十二小時，要在最大的音樂節演奏、要跟最知名的音樂家合作、要取得作曲家指揮家的賞識、要享有最獨特的樂評。如果得不到，就覺得自己徹底失敗；得到了，骨子裡仍感到空虛失落，因為還有下一場千人音樂會、下一個偉大目標要達成。

不知道什麼時候，早已忘記上台演出是為了什麼？拚命追求金字塔頂端的同時，毫無罣礙的那顆真心早已被遺忘抹滅。

以色列事件之後的那段日子，沒有了音樂會，我一個人在曼哈頓自我放逐，父母擔心想要來看我，也被我婉拒了。失去了生命重心，每天彷彿遊魂，度日如年。除了每週一次布思醫生的治療，我就像一個狼狽的異鄉流浪者，苟延殘喘的活著。

不過，布思醫生的話，讓盲目的我依稀摸到了某個方向：我堅決不上飛機，放棄了如此重大的演出，或許是因為，我終於要為我這破舊不堪的身體負責任了？

暫停的樂章，才是新的出發點？這副臭皮囊，長久以來到底想跟我說些什麼？

我決定如同布思醫生所言，靜靜的學習，聆聽自己的身體。

2 感恩節的象罔道場

不生亦不滅，不常亦不斷，
不一亦不異，不來亦不出。
能說是因緣，善滅諸戲論；
我稽首禮佛，諸說中第一。
——中觀論頌觀因緣品第一

罹患憂鬱症前後，我一個人在紐約，不願見台灣的家人。母親很擔心，所以送了一本聖嚴法師傳記《枯木開花》給我，這是我到美國第一次認真的接觸佛學。

在藝文薈萃、潮流尖端的紐約，有曼哈頓禪修體驗營、布魯克林日本禪寺，和藏傳佛教的西村會所（Tibet House）。但我的心中，總是存著一絲絲疑問，不確定是否邁向正道的旅途上？

一開始讀佛書，我就知道這是可以致力學習的無上法門。《枯木開花》讀後，我繼續閱讀聖嚴法師著作的《法鼓全集》，文字中的意境帶給我無限的法喜和安寧。在佛法熏陶下，過往埋怨的習氣慢慢沉澱，但是我仍不知道如何在生活中實踐？我猜想，或許能藉由宗教、佛的哲理，突破音樂瓶頸，打破心理憂鬱，最後了卻生死流轉？

我開始默默尋找聖嚴法師的身影，首先抵達法鼓山紐約東初禪寺（Chan Meditation Center）。我心裡一直幻想，聖嚴法師在美國的第一個落腳處，一定非常優雅清靜。但我一下車，看到東初禪寺的大門，差點就想掉頭離開。這麼簡陋的地方，在皇后區這樣的社區，讓我心中不禁起了分別心。但我還是靜靜的打開大門，一看到裡面的禪堂，我就決定留下來坐禪、看法師的錄影帶、禮拜、打坐，並且懺悔自己起初輕蔑的念頭。法師剛到美國，就是這樣克難，可是能在克難中修練，才是真正的修行。坐禪之後回家，心中好幾天都很安寧。

感受無限的和諧

在東初禪寺，我看到一張象岡道場（Dharma Drum Retreat Center）的海報。我很好奇什麼是象岡，義工好心的告訴我，那是給西方眾的弘法道場，在紐約上州。當年聖嚴法師勘察地點時，就因為象岡之前有個柳樹標誌，他說是五柳，是陶淵明住的地方，是世外桃源，所以買了下來。

十一月感恩節前夕，我終於跟象岡道場的常聞法師聯絡好，預備來象岡做四天義工。法師叫我先到哥倫比亞大學佛學社聽他上課，然後再和其他義工一起開車回象岡。在哥倫比亞大學跟法師一起打坐的時候，馬上感覺到法師從內流向外的一股寧靜，好像隱約能感受到，原來我的身體，是屬於我自己的。

抵達象岡前，我簡短的跟法師介紹我的職業。法師微微一笑：「你多年來拚命完善你的琴藝，卻忘了你的身體也是你的樂器，也需要你的關注和努力（fine tune your body as your instrument）。修行可以幫助你回到正道。」我心裡一震，法師竟然如此清晰的知道我來學習修行的目的，就是希望能重新了解我的心和我的身，根除憂鬱症！

冬天的象岡，有著枯寂的美。下雪後的湖，棕紅枯葉一片一片凝結成冰，搭配藍天高掛的一輪新月。常聞法師舉手投足有一股從內流向外的輕安；另兩位常住常襄和常震法師，法相既和藹，又具威嚴。其他的短期義工有來自麻州的泰比，本來是幼稚園美術老師，一心希望能夠加入法國的僧團；賓州博士班的凱米，溫文儒雅；來自康州的丹，圓圓紅潤的臉，冬天很冷還是愛吃冰淇淋；來自中國的大廚瑞，帶著新疆人的豪邁，揮舞鍋鏟虎虎生風。

清晨早課，五點十五分在禪堂，先用英文頌心經和南無觀世音菩薩。簡單的幾個音符，三皈依、四弘誓願，竟優美如普契尼綿綿不絕的詠嘆調。每個人原本有各自不同的音域和節拍，但在法師們不息不斷的唱聲帶領下，一點一滴加入，凝聚成無限的和諧。分分秒秒，靜止於每個音符轉換的瞬間。

早課後用齋，除了朗誦「食存五觀」，是不准交談的。一開始，我對此規範感到既錯愕又尷尬。在美國西餐廳、學校，或旅行中用餐，最講究氣氛，總是放音樂或是交際聊天，才不至於冷場。但是觀察常住法師們的不疾不徐，自己的身心也敏銳起來：細細咀嚼紅豆薏仁的味道，聆聽窗外無邊無際的菅芒草，如麥色大波浪翻滾起舞；冬天的陽光滲透進齋堂，斜灑在眾法師莊嚴的黑色袈裟上。

如大海般靜謐、如大山般開闊

下午法師告訴我，分內義工職務是去廚房幫忙。雖然口頭答應，但是腦中閃過一剎那的不解：我是哈佛高材生，您怎麼叫我來當洗菜女工？應該叫我做中英翻譯，叫我寫文章，不然留在暖氣室打掃清潔也可以。象岡的廚房設備完善，但是冬天的水，洗完菜後手早已凍僵；炒菜則用大餐廳的煤氣鍋，第一次被煤氣嗆著，心中不禁開始想逃回家。

那天晚上，想起常襄法師白天在廚房溫和的要求我：番茄可以切漂亮一點嗎？猛然驚覺，我向來在華麗的音樂廳、在輝煌的學術殿堂，根本看不起切番茄這種乏味的工作，以為無需用心。但是如果能專心一志，不管洗高麗菜或是切番茄，定慧一體，何嘗不是修行呢。是我背負太深的知識障、文字障、音樂障；但透過每天用功禪修，漸漸連最厭惡的廚房工作，都能感到心慢慢下沉，慢慢安定。一輩子做好一道菜的喜悅，如此簡單的渴望、純淨的念頭，居然從未深切體會過。

離開象岡之前，我向法師請教：走藝術的人，如何學佛？因為晚上的禪修，我的耳中總有音樂不停的播放；但是如果音樂真的完全停止，我又會恐懼、捨不得。在我看來，藝術是偏執的，是不計一切的追求美。但是，那也會成為學佛的障礙嗎？

法師說，真正的修行者有能力掌控他們的心，可以如大海一般靜謐，也可以如大山一樣開闊；能夠創作，也可以把創作當成修行。

我又問，那麼追求美的欲望，在佛法看來，是不是錯的呢？

法師回答，菩薩以欲勾牽，所謂美或世外桃源，最終不過也是假象，試著吸引原本無明的人進門來。如果可以追求美，但是不貪求美；起心，但是不起煩惱心，就是修行。

四天半過得好快，感謝聖嚴法師，感謝常住法師和義工眾生。冥冥中不可思議的因緣，牽引我在美國感恩節來體驗東方的佛法。回程，開往曼哈頓的火車緩緩離站，望著雪花片片如夢幻泡影，記起《佛陀的啟示》一書：釋迦牟尼佛證正覺第四週，曾經自思，「我雖然已證真理，但是此真理是反潮流的，微妙難知；如果將所證真理，解釋與世人知悉，是否將徒勞無功？」

千年來的僧團，一心秉著佛的教誨，帶領眾生離苦得樂，再辛苦也甘之如飴。或許佛教西傳尚未完全，末法亂世中依舊有無邊的苦痛。但佛祖，您是否也被聖嚴法師的誠心所動容？您是否知道，從台北到紐約，難見難解的佛法，依舊常駐人間？

象岡的禪堂有一幅聖嚴法師的字：「回家了！」我私心認為，象岡就是我在美國的家。如果我放下一切，在象岡做義工，打禪三、打禪七，開始不食人間煙火的平靜修行之路，這將會是我的幸福人生歸屬，我將不再憂鬱、惶恐、迷茫。

3 不斷繞圈圈的美國獵犬

我從象岡道場回到曼哈頓，做了一個夢。

我夢見聖嚴法師告訴我，有兩個道場正在選新徒弟，我可以去。我開始向前奔跑，希望快點抵達，但是路特別的漫長，突然法師消失了，我也醒了。

醒了以後，我怎麼也想不起來，那夢中道場的名字。

我開始接觸佛學，就很單純的希望能訪問各個大法師，怎麼樣能夠盡快開悟？愈快愈好！這一生如果能離苦得樂，我的憂鬱症不就好了嗎？〈普賢菩薩警眾偈〉云：「是日已過，命亦隨減，如少水魚，斯有何樂？」我來參禪悟道，不就是因為世間無常？我表面活得如此光鮮，內心卻無比痛苦。只要出家，修行，只要脫離肉身，不就可以永保我在禪修中的喜樂？

不只我，我發現很多身邊的禪眾，其實都是因為生命中經歷了大變故或是挫敗，才轉向佛法。只是，人生的修行到底在道場還是紅塵？悟道的法門究竟該怎麼走？出世還是入世？

如何快快開悟？

我一心希望抄捷徑，尋求快速開悟的妄念，終於在一次禪修中徹底被打破。繼程法師在禪修中講了一個故事：

有一隻美國賽犬，一直以來是賽場的常勝軍。有一天在比賽中，牠突然發現：為什麼要一直繞圈圈追兔子？牠到底在做什麼？牠為誰而贏？牠一生中不斷追逐，有什麼意義？所以這隻賽犬突然停了下來，不跑了。

所有人都大吃一驚，因為他們每次都賭牠一定會贏，靠這隻狗賺了好多錢。比賽結束後，大家都輸了。

某種程度上，我們不都是美國賽犬嗎？每個人的獵兔目標或許不同，可是不論在工作、學業、錢財、家庭、名譽，我們總在奔跑著。

我一直以為：我拒絕去參加以色列的音樂會，代表我不願再做一隻音樂圈的賽犬。只是沒想到，即使親近佛學，我也可能又陷入了賽犬的迷思：一心汲汲營營想取得「開悟快餐」；一心想跟隨對的師父、找到最有效的法門、皈依最合適的道場。我不斷閱讀佛書，希望大法師們注意到我對於開悟是多麼的努力；如果同學問一些比較淺顯的問題，我甚至會看不起他們。

看似我在尋求解脫，充其量我還是一隻美國獵犬，只不過換了一個跑道，換了一個賽場罷了。或許我的身體在打坐，而我的心，根本還是散亂的、急忙的、骯髒的。

當我明白這個道理後，著急開悟的心終於放下了。如果我帶著正念生活、帶著正念走路、帶著正念呼吸、帶著正念吃飯、帶著正念睡覺，如果生命中每一秒一分，我都時時刻刻覺察，我還會急著這一輩子開悟嗎？這一輩子，下一輩子，又有什麼關係？止觀法門，淨土法門，大乘小乘，又有何分別？

人生的道場

每一個當下，就是開悟。

那一刻，我終於理解六年前拜見星雲大師時，大師給我的開示。

那是七月炎夏盛暑，我帶著思鄉的心，回到台灣為第一本書《為夢想單飛》發行推廣。天下文化的高希均教授和王力行女士一聽到我是高雄人，就問：到過佛陀紀念館，見過大師了沒有？我慚愧的說還沒有。兩位即說要帶我上佛光山，拜見星雲大師。

第一次見到大師，合十低首時，乍聽大師濃厚的江蘇口音，讓我想起同為江蘇籍外公在世時的種種，頓時感到一股莫名的親切。只見大師一襲黃衣長衫，神色慈和，莊嚴的坐在中間，大師的弟子圍坐在他左右。我靜靜的坐在一旁，為這不可思議的因緣，感到十分法喜。

大師很慈悲的詢問我，有沒有什麼疑團困惑？我鼓起勇氣，問了大師：「大師您這一生從無到有，開創佛光山、建造佛陀紀念館、孤兒院、雲水書車、老人仁愛之家、慈善公益基金會；辦學、護教、渡眾、安僧，於世界各地與十方信眾結緣；在您學佛修行的過程中，是否曾經有過出世與入世的矛盾呢？」

大師簡短的先答：「佛即是我，我即是佛啊！」

我一震，並不完全明白大師的意思，只感到大師簡短話語中，字字句句，都蘊含著博大精深的哲理。

「大師是指您所倡導的人間佛教嗎？」

「人間佛教的發明者其實是釋迦牟尼佛。佛祖沒有對天人說法，也沒有對地獄、畜生說法，他是人間的佛陀，完全對人間弘道傳教。我身為人，重視生活中的行住坐臥、衣食住行，甚至任何作務、勞動也當成修行；從作務中砥礪自己來成就修行，使人生圓滿，不就能和佛陀相應了嗎？」

我似懂非懂，只覺得這是人生中難得的開示，想要將大師的每一句話都印刻在腦海裡，再回家慢慢薰染陶治。

大師回頭對高教授笑笑，說：「看來理通了……」

我又一驚，大師說理通，是指真理嗎？哈佛母校校訓是「真理」（Veritas），我在學期間，一度只希冀追求真理，但是真理如夢露雲煙，是多麼的虛無縹渺？

大師於人間佛教真正體現的不只是理，而是「道」，如大師在《貧僧有話要說》第六說中敘述：「道是因緣，道是佛法，道是審查自心，發覺貪瞋無明。」

大師立志想看世界，看社會的苦難——看「道」。道理道理，有理沒有道，有修持沒有行動，有理想沒有實踐，這是行不通的。

星雲大師所教導我的，正是我極其欠缺的。大師一點之下，讓我體悟到，我這隻賽犬，一心想出世開悟，其實離正道尚何其遙遠！我人生真正要面臨的道場，更大的人間挑戰，在前方等著我。

4 婚姻與修行之路

修行和婚姻是否背道而馳？
修行人應該是不婚主義者？

愛爾蘭作家蕭伯納說，婚姻就是一場聯盟，如果先生喜歡睡覺的時候開窗，太太可能恰巧喜歡關窗。

做為一個音樂人，我一向習慣是獨來獨往的。但是每場音樂會之後，曲終人散，夜深人靜，我不是沒想過，擁有一個家庭該是多麼的美好？

之後，當我接觸了佛法，我持續觀察修行人的生活，其實跟音樂家還是有些類似的。我喜歡道場的清靜，我也佩服僧侶的苦行。

出世或入世？

記得我在花蓮演講，因為天下文化的林天來社長、靜思書軒的青兒姊，還有慈濟悅師父，非常殊勝的拜會慈濟基金會的證嚴法師。到了花蓮，慈濟的原鄉，可能因為奶奶生前很歡喜的做慈濟的環保志工，不知道為什麼，就有一種來為奶奶還願的感覺。

證嚴法師不僅開創了慈濟全球慈善事業，還設立了清修士制度。清修士不同於僧侶，他們終生奉獻給大眾，但是不跟社會脫節。用出世的心情做入世的事業，以天下為親人，以天下為家。

在一次會議中，證嚴法師被許多在家弟子包圍，在如此熱絡的環境中，證嚴法師不疾不徐，安安靜靜說了一句話：「要學會在人群中閉關修行。」這句話深深烙印在我心裡。

求道的道路如此辛苦寂寞，在與世隔絕的寺廟或是深山叢林中閉關修行，皆如此困難，更何況法師和清修士要在眾生紛擾的紅塵中淡定修行？可是證嚴法師就是這樣一步一步做到。不管是來往帶領在家眾，或是開示講道、勉勵弟子，法師總是時刻專注。

真正閉關的高人，大隱隱於市，不管出世入世，在哪裡都能閉關修行的。因為閉關閉的是眼耳鼻三關。有些人以為閉關是把自己關起來打坐不見人，這是沒用的，閉三十年也沒用。

禪宗有一個公案，就是這麼說的：

馬祖禪師到懷讓禪師那兒學道，每天都打坐。

有一次懷讓禪師問馬祖：「你打坐是為了什麼？」

馬祖說：「為了成佛呀！」

懷讓就拿了一塊磚在地上磨起來，馬祖覺得很奇怪，問懷讓磨磚做什麼？

懷讓說：「把它磨成鏡子。」

馬祖說：「磨磚怎能磨成鏡子呢？」

懷讓答：「磨磚既不成鏡，打坐又怎麼成得了佛呢？」

馬祖頓時了然於心！如果身體不斷打坐，但是心靈還是亂糟糟的，還能成佛嗎？如果自己號稱閉關修行，可是眼觀亂象、耳聞雜音、口出惡言，這樣還算閉關嗎？

在星雲大師的開導、證嚴法師的身教、聖嚴法師的禪宗公案中，我慢慢領悟到，修行在人間，求道在紅塵，閉關在明心見性，我必須從道場走出來，走出自己的一條路。

婚姻長久的祕密

二〇一四年夏天，在象岡禪修了八個月後，我和美國男朋友決定結婚了。

我們認識得很早，大一就因為音樂圈而相識。畢業後搬到紐約，我們一直是最好的朋友，彼此互相支持。

結婚前，我們都有一絲絲猶豫：我先生從小看著許多好朋友的父母離婚，所以不確定婚姻是否能持久？我私心認為，如果一個人持續不斷修行，最終會不會跟婚姻有所衝突？

結婚之前，我去找音樂導師。老師知道我罹患憂鬱症，即使在以色列音樂會取消之後，依然非常關心我，從來不曾責怪我的任何不是。

我問老師的太太，保持婚姻長久不衰竭的祕密是什麼？

她微微一笑：「我們的祕密就是，彼此體諒。」

「我在美國長大，他來自以色列。我婆婆在世的時候，每次來我家都自作主張把房子裡每一扇窗關起來。我覺得這是我家，我希望窗戶能夠打開透氣，溝通好幾次都沒辦法妥協。

「最後我終於明白，原來他們那個年代，因為戰亂，所以她認為只要窗戶開著就可能隨時有危險，必須把窗戶全關起來才有安全感。

「當我明白她背後的恐懼，我就能有同理心，知道她並不是故意跟我唱反調。一段婚姻，兩個人來自不同家庭、不同背景，小問題即使如同關窗、開窗，都能造成衝突。如何互相體諒、解決衝突，是一生的課題。」

我和外國先生的種種挑戰，在舉辦婚禮前就層出不窮：我想在紐約結婚，他希望在家鄉舉行，讓他的奶奶參與；他喜歡三明治小點心，我說來自台灣的客人可能希望吃熱食；我婆婆在婚禮上放了白色蠟燭，我的阿姨認為白色觸霉頭；我先生吃全素，為了客人著想，結婚蛋糕一半全素一半蛋奶素，可是婚禮前夕蛋糕店打電話來說如果一半全素，三層的蛋糕可能倒塌。

在所有細節中，都隱藏著兩個人的原生家庭、成長模式、溝通技巧，還有折衝能力。最後我們選擇在他的家鄉舉辦婚禮；婚禮當天，前餐有三明治，也有熱食；白色的蠟燭換成紅色；蛋糕店把蛋糕底層換成蛋奶素來鞏固基底。

我之前天真的認為，結婚是結婚，婚禮是婚禮。舉辦一場成功婚禮，跟經營婚姻其實沒什麼關係。後來才發現，其實所有未來婚姻中可能面臨的矛盾、衝突，以及和解，在新婚當天就已經一連串展開。

新婚之後

婚禮結束後，我們沒有計劃蜜月旅行。在旅館住了一晚，接著就準備送別參加婚禮的親人。他們要上飛機前，我本來很希望能跟爸爸媽媽在旅館相聚。可是爸爸說，我已經結婚了，應該順從公婆，去公婆家住，我先生就開車來把我接回他家。媽媽說，「你那麼期望修行，就把美國的公婆當作是菩薩。」弟弟開玩笑說，「你已經嫁人了，我們終於把燙手山芋丟出去。」

當下的我，非常不理解。我是一個接受現代教育的新女性，即使在當今這個觀念進步、性別平等的時代，嫁出去的女兒，為什麼就要像潑出去的水？從小到大，女孩子要當好女兒、好姊妹，出嫁後還要當好媳婦、好太太、好媽媽？

這個好字，由誰來定義？男尊女卑的世界什麼時候可以改變？現代女性不願意結婚，很多時候是不是因為婚姻制度成為綑綁女性的枷鎖，而不是喜樂的泉源？我跟公婆相處時間不長，親人之間的感情尚薄弱。侍奉他們可以，但是又要怎麼學會把他們當作菩薩呢？

隔天在機場，爸爸媽媽和弟弟搭飛機經西雅圖返家。我跟他們揮別時，背著他們，眼淚不禁撲簌撲簌流下來。我先生看著我，似乎也有點不知所措。雖然結婚了，感覺依舊是我一個人在海外，只是現在必須跟著先生飄蕩。相聚總是如此短暫，從今以後，爸爸媽媽弟弟他們一家人過著團圓的日子，而我，結婚後的我，就是徹底的一個陌路人了。

這是我的選擇。之後的我，才會慢慢明白，修行跟婚姻必然相連。婚姻同是一個大道場，我在裡面，慢慢的領悟。

5 從紐約到北京

結婚後不久，我先生的事業更上一層樓，任職公司希望他升遷，離開紐約長駐美國國境外。他們給了三個選擇：可以去歐洲、非洲，或是中國大陸。

他回來問我的意見，我頓時陷入了天人交戰。一方面我非常希望支持先生的事業，因為駐外工作是他一直以來的夢想，之前他還曾經短暫駐過拉丁美洲，就是為了能有駐外的經驗。

但另一方面，我們在紐約有那麼多朋友、學生、工作、演出，還有我的心理醫師和心愛的禪修道場。如果離開，那不就一切都要放棄，重新開始嗎？我已經在十五歲那年大遷移一次，憂鬱症得到控制之後，內心深處非常嚮往安穩的生活，非常恐懼搬家。

流浪者之歌第二幕

曼哈頓，是我們戀愛的地方。這裡有美麗的大都會歌劇院，有我四處征戰演出的音樂廳，有攜手同步的布魯克林大橋，有春天草地野餐的中央公園。結婚，不就是選一個良好的城市安居樂業，租房子或是買房子，生小孩，在人生的激流中，獲得些許的安定幸福嗎？怎麼我結了婚以後，沒有電影劇本裡紐約白馬王子和公主白頭偕老的故事，反而變成流浪者之歌重新上演第二幕呢？我真是怎麼也想不明白命運的安排。

身邊的朋友有各種不同反應：有朋友羨慕我們新婚燕爾就能離開美國去冒險。旅居外地可以到處旅行，到世界不同角落見識美國看不到的東西。他們和不到三歲的小女兒已經去了二十幾個國家。

有朋友擔心我的事業會受到影響：「如果你現在選擇離開紐約，支持先生的事業，那下一次當你需要他支持你的事業、為你犧牲、為你搬家的時候，他能不能這麼做？」說真的，我不知道。

另外一個比較年長的朋友說：「我實在不願意這麼說，但是幾千年來，婚姻就是如此。這個世界是男人的天下，女人的命運就是必須放下自己，支持男人的事業。」

我不禁搖頭嘆息。這是什麼世紀？什麼理論？嫁雞隨雞、嫁狗隨狗嗎？不過，如果我不跟著先生走，那新婚就必須分居美國與駐地，兩地婚姻，這樣似乎也不是辦法。

我們只去兩三年……

公司做決定很快，先生最後選擇了中國大陸。二〇〇六年我從哈佛第一次到上海訪問，零碎的記憶中，只有南京西路酷暑的炎熱。之後再到中國，也只是短暫工作停留，即使工作安排坐頭等艙、入住歐巴馬前總統鍾愛的五星級酒店，也從來沒想過會長住。

我先生說：「中國的故事是全世界最重要的故事。而且沒有選擇非洲或歐洲的原因是，如果去中國，你會說中文，可能適應會快一些？」

朋友的意見更加五花八門，有大學學長認為北京是世界的中心，一定要去看看。也有藝術家朋友擔心我水土不服，怕我們不適應。

騎虎難下的情況，我只好問了任教學校，結果學校竟然同意讓我往返北京紐約。我和先生一邊準備搬家事宜，一邊陷入無盡的爭吵。我又再次懇求先生，能不能在紐約多待兩年，等我們穩定一些，再出國？

愛情，可以讓一個人如此強大，又如此卑微。

先生這次溫柔的說：「親愛的，我們現在沒有小孩，是兩個人出國冒險的最佳時候了！最多只去個兩三年，我答應你，很快就回美國。下次由你決定去哪個地方居住。」

家鄉的距離

搬家公司來搬東西那天，我一天都在外面上課。回家後只看到我們小公寓空蕩蕩的白牆，什麼都不見了。這是我們的第一個家，外面有小公園，有孩子嘻笑的聲音，秋天趴在書桌上寫字有暖陽從窗外照入。我們在這裡舉行過感恩節大餐，第一個聖誕節，第一個農曆年。現在要離開了，下一個家在哪裡？

媽媽說，反正只要兩個人在一起就是家。話雖然這麼說，離開紐約的前一週，每天我不是失眠，就是做惡夢。

心理治療室裡，布思醫生問我，為什麼那麼抗拒搬家？他說，如果以心理學或人類學研究角度，能夠近距離觀察中國人民，不是深具挑戰嗎？這幾年來中國經濟突飛猛進，但是政治體制與美國截然不同。中國的人民，中國的社會究竟如何發展和轉變，都可以成為人類史上重要的研究。

布思醫生問我，如果考慮只去北京半年，不適應馬上回來紐約好不好？

我不禁苦笑。這句話，多年前似乎聽過。我十五歲一個人去美國前，我阿姨也說，如果不適應美國，一年後就可以回台灣了。

結果呢？我再也沒回台灣。

6 黑暗的新大陸

夏末的飛機，駛進北京上空，什麼都看不到，灰濛濛的一片。第一天到北京，遠近馳名的霧霾就害我們兩個頭痛、呼吸困難。

一個美國朋友看著我戴口罩痛苦的表情，笑著說：「這個空氣懸浮微粒才PM2.5 100你就受不了，等到PM2.5 900的時候你怎麼辦？」我不禁倒抽一口涼氣，無法想像那種慘狀（二〇一九年的北京空氣品質已逐漸改善）。

剛到北京，我們暫住在二十六樓的新加坡地產商開設的高級酒店式服務公寓。每天看不到藍天，我心裡很疑惑：為什麼沒人上街頭抗議？這種空汙要是在其他國家，政府早被罵得狗血淋頭了，為什麼北京卻似乎不受影響呢？呼吸新鮮空氣不是人的基本權利嗎？

空汙中的孩子

我們的美國朋友，車前座綁了一台偌大的空氣清淨機，隨時運轉。「我的女兒才四歲，每天上幼稚園，如果塞車，我必須確保車上的空氣品質。」

「這真的有必要嗎？」我疑惑的看著她，覺得未免小題大作。

「絕對有必要。我們家還請了『空氣諮詢師』做過徹底檢測，就算北京外面懸浮微粒再高，空氣汙染再嚴重，家中二十四小時能夠保持在 PM2.5 指數 1μg/m3，這樣才能確保我女兒在北京也可以健康成長。」

我笑了出來，空氣諮詢師，這算哪門子職業，恐怕價錢不菲吧？我又問：

「那空氣不好的時候，你女兒整天都要關在家裡嗎？」

「那也沒辦法，我其實也覺得很對不起她。如果留在美國，她一定可以每天在戶外跑跳，在公園盡興的玩。可是因為她生長在北京，我發現她很文靜，空氣不好的假日也不會吵著要出門。」

那上學怎麼解決？

「我們捐了一台頂級空氣清淨機給她的幼兒班，可是校園訪問時，發現老師竟然沒開，我們氣壞了！因為老師認為空氣清淨機太吵了，小孩會不專心。」

那怎麼辦？

「沒辦法，可能要轉學到國際學校。」

昔日孟母三遷，現在有母親為了孩子的健康，尋求優良空氣而轉學。

「國際學校就沒有空汙，沒有霧霾？」

「沒有參觀比較真的不知道。這所美國學校為了防範空汙，專門蓋了封閉式空氣淨化穹頂，外面的髒空氣進不來。每小時給家長報告空氣品質（網頁或智慧型手機連線），學校空氣永遠維持在 PM2.5 指數 10μg/m3 以下，兩個超大型穹頂的室外運動場，小朋友戶外體育課完全放心。北京空汙嚴重的時候，家長都開玩笑說要搬到學校裡面住呢！」

我不禁興嘆：「那公立學校的小朋友，在空汙嚴重時怎麼辦？」

「你有聽過『南加州大學兒童健康研究』（USC Children's Health Study）的結果嗎？當年洛杉磯也面臨空汙，他們追蹤調查四到十二年級的學生長達九年。最後發現，汙染最嚴重的校區，孩子的肺功能不但受損，且肺部損傷可能是永久性的。身為幼小兒童的父母，怎麼能不警惕呢？」

望著濛濛灰灰的城市，望著那群在操場上運動的小學生，我趕緊回頭，再也不忍看。

波折的大遷移

除了空汙問題，我們還面臨另外一個挑戰：我先生沒有工作簽證。沒辦法，我先生只好先學中文。

這段期間，我回紐約兩三趟，每次回去，就跟先生吵架。他最後說氣話，「你那麼喜歡紐約，你就留在紐約吧，不用回來北京了。」我們的關係非常緊張，連聖誕節也無法一起度過。我一個人在紐約，他在西岸陪家人。

空汙、環境壓力、夫妻關係，加上水土不服，我的憂鬱症又暴發了。住在二十六樓，有時候看著窗戶，不知道為什麼，就想往下跳。

等了將近一年，還是沒有任何簽證音訊。我們最後被迫搬離北京，到香港繼續苦等。但是在香港，起碼我先生可以開始工作。終於在二〇一五年底，政府決定先發放半年簽證給我先生，我們可以正式回到北京。

回到北京那天，天寒地凍，北京的胡同裡，杏子樹都枯乾了。我看著汽車後座幾個箱子，心想，我怎麼又回到了北京城？到了這個地步，我們除了彼此，什麼都沒有了。

7 塔薩亞拉禪山

我在北京痛苦不堪，逃離的方法，就是每個月飛行，多半是去美國出差。有一次在矽谷演出完，我決定問之前紐約法鼓山的法師，灣區有沒有可以禪修的地方？他說，有位日本禪師鈴木俊隆，在舊金山有個寺院，可以去看看。

鈴木俊隆一九五九年抵達舊金山，之後成為美國非常有影響力的禪宗大師。他的著作《禪者的初心》，在西方暢銷三十年。

鈴木俊隆一生坎坷，經歷過世界大戰、妻子重病去世、孩子精神失常（日本禪師可以結婚，和家人一起住在寺廟裡）。但是鈴木禪師沒有失去對生命的幽默和信心，在移居舊金山後，短短幾年就成立舊金山禪中心（San Francisco Zen Center），吸引了無數西方弟子，教導外國人念誦心經、打坐、戒律等。鈴木禪師用他的日式口音英語，每場講座妙語如珠，引得弟子們哈哈大笑。

一九七一年鈴木禪師去世時，許多學生以禪修打坐方式與師父道別，之後有上百位美國信眾湧入舊金山禪中心，向一代禪師致敬。

規律的禪修生活

我在美國國慶日當天抵達舊金山禪修中心，寺院座落在舊金山市區佩吉大道，一座優美的紅磚建築，由美國名建築師茱莉亞．摩根設計，之前專門收容單身猶太女性。

我開了門，裡面異常安靜，一進去就有修道院的感覺。可能因為國慶日大家都外出，我就先把行李和大提琴搬了進去。上樓前突然眼前一亮，原來建築物中間有一個寬敞的四方庭院，中間是一座藍瓷磚小噴泉，周圍長滿了綠色植物和夏日燦爛的花朵。定睛一看，有三個人正安詳坐在庭院一角的廊簷下喝茶。他們舉手歡迎我，讓我加入他們。

「嗨，我是馬克。」

「我是Mimi，很高興認識大家。」

我坐下來，有些擔心打斷了他們的聚會。馬克看上去六十多歲，有著溫暖的笑容，對我眨眨眼，表示不用擔心。

「你是新來的嗎？」

「對，我第一次來禪中心。」

「歡迎，你一定會愛上這裡。」

舊金山禪中心經常人來人往，有許多常住的學生，但也有人會申請離開市區禪中心，到另外兩個禪中心去服務。鈴木禪師在市區外的馬林郡（全美最富有的區之一）開闢了綠谷禪中心（Green Gulch Farm），是農場也是禪修處，自產各式蔬菜水果，供應市區禪中心、餐廳，甚至賣給當地居民。

一九六七年，鈴木禪師又在著名的加州海濱公路大索爾灣一帶買下一塊地，打造全美第一個曹洞宗流派的禪院，取名為塔薩亞拉禪山（Tassajara）。塔薩亞拉禪山一年只在夏天開放四個月給大眾來訪，其他八個月都讓禪眾弟子在此閉關修行。

在舊金山禪中心，每天的作息異常規律：五點早起打坐、經行、早課、清掃寺院，然後是豐盛的早餐。早餐後有每日會議，大家會圍成一個圓圈，歡迎來訪客人，同時分享自己的工作和修行心得。接著九點到十二點為工作時間，午飯後再工作到四點，短暫休息，五點就開始打坐直到晚餐。晚上和週六則有禪課題講座、茶道，和各式公開活動。

大多數禪眾都擁有自己的家庭和工作，但是他們的生活重心仍然圍繞著禪中心事務。這裡的成員更是臥虎藏龍。有一天早上我在庭院裡用餐，卻聽到樓上傳來了巴赫大提琴組曲。我嚇了一跳，心想有人把我的琴拿出來拉？原來禪中心還住著一位資深修行人兼大提琴愛好者托瓦女士。她留著短髮，笑起來眼睛彎彎的像半弦月。托瓦從事臨終關懷社會工作，同時喜歡寫詩和拉大提琴，我離開禪中心之前，她還一直希望我給她上大提琴課。

馬克在禪中心已經三十多年了，負責管理禪中心人事，他和妻子一同住在禪中心提供的公寓裡。一開始，他在船運公司上班，有空來禪中心打坐，幾年後就辭職，全心投入了禪中心運營。

神聖的旅程

有一天，馬克請我到他家喝茶。一打開門，小小的公寓裡塞滿了各式各樣有關禪宗的書，連坐下來的地方都沒有，我不禁莞爾。在座有一位篤信越南一行禪師的嬉皮詩人，以及一對年輕夫婦。

這對夫婦分別為亞裔和非裔美國人，本來住在亞利桑那州，在當地銀行工作，二十幾歲就買了大房子，過著事業婚姻兼得的美國夢。但不知道為什麼，太太的心靈依然感到空虛，不知人生終極目標為何。

妻子有一天決定：他們必須離開亞利桑那，兩人從亞利桑那一路開車，最後開到塔薩亞拉禪山。他們在那裡做志工一週後，愛上了禪修的生活，就把房子賣了、工作辭了，夫妻一同搬到舊金山，入住禪中心，為禪中心服務。現在，他們每天都過著充實美滿的生活。

他們的轉變令我疑惑，我不禁發問：

「塔薩亞拉禪山到底有什麼魔力？」

「你一定要去，那是我們的聖地。」

我等了一年，終於說服先生請假陪我開車從加州一號公路，經大索爾灣、卡梅爾谷，最後抵達塔薩亞拉禪山入口。入口有一間神祕小屋，還有一白色標誌寫著接下來的山路非常陡峭，沒有柏油路，如果自行開車，以四輪傳動為佳。由於事前不清楚路況，我們租的是小車，看來沒法開山路。我去敲了神祕小屋的門，一個老人開門。他看了我們的車，搖搖頭說如果開這輛車上山，可能會中途拋錨，到時就更麻煩了，因為塔薩亞拉禪山裡沒有信號。我們只好停車，在路旁等待。

等了一個小時，大概有五輛車經過，但是沒有人停下來。不知道為什麼，我的心非常平靜，不急也不慌，覺得必須因緣具足，才能開始這趟神聖的旅程，心慌意亂又有何用？果然不久後，一輛金色休旅車看到我們，停了下來。

「你們要上山嗎？」

「是啊，你們上車吧！」

我和先生就這樣開啟了塔薩亞拉禪山的登山旅途。

車上是一對中年夫婦。先生高大英俊，爽朗健談；太太嬌小秀氣，一對深邃眼睛略帶憂鬱。言談中感覺他們見多識廣，不像當地居民，又聽他們言語中略帶外來口音，原來是來自印度的錫克族，七〇年代移民來到美國。先生曾任職船運公司船長，帶著妻小周遊世界後，現在定居加州經營自家生意。

我們相談甚歡，一個小時後，錫克船長安全帶我們抵達塔薩亞拉的大門。船長太太笑著問：「如果我們沒有出現，你們怎麼辦？看來你們真的非常隨緣，這樣也符合禪修的精神吧！」

一到塔薩亞拉，就彷彿置身世外桃源。首先，這裡沒有信號，手機根本無法用，沒有網路、沒有電話，也不能跟外界聯繫。我看得出來這讓錫克船長非常不適應，因為他無法用手機辦公，但船長太太如魚得水。第二，這裡有著名的療癒溫泉，鈴木禪師建造了傳統的優美木製日式澡堂。喜歡大自然的禪眾，甚至可以到溫泉小溪裡泡溫泉。第三，這裡的素食餐點非常可口，尤其手工麵包特別好吃，塔薩亞拉麵包食譜在美國遠近馳名，臨走時，每個人都會加購一份麵包。

暑假的塔薩亞拉提供許多課程：太極與禪、瑜伽與禪、基督教與禪宗、爬山與禪、給女性的正念寫作課、禪者初心水彩畫課、塔薩亞拉的野生鳥類與花朵，還有來自印度、中國和日本的覺醒詩課程等。

其實我根本不需要上課。只要坐在塔薩亞拉禪山的躺椅上，望著藍天白雲，聞著麵包香氣，聽著耳邊潺潺流水聲和鳥聲，看著往來的孩子或大人，一個個平靜安詳的微笑，我就知道，我已經抵達了與世隔絕的療癒聖地。

鈴木禪師說，「打坐，不過是做自己。當我們什麼都不再期待，我們就自在。」

塔薩亞拉禪山讓我得到了短暫的自在。它永遠是我心中，獨一無二的靈山。

8 你的念頭是否失真了？

鈴木禪師教打坐、教自在。但是為什麼這還需要教？從什麼時候起，我們開始活得不自在？為什麼非要在寺院才能感受安詳寧靜？為什麼非得打坐修行才能做自己？

從塔薩亞拉回來，我又陷入了困境。每天早晨起來，看著外頭的灰色天空，我覺得人生毫無意義。我深信，只要我搬回美國，甚至搬到加州住進禪院，像那對我認識的年輕夫婦，我的憂鬱症就會完全康復。不幸的是，美好的加州距離北京如此遙遠。我再次尋求心理諮商。

無止境的憂鬱

我的諮詢師蘇之前在哈佛醫學院工作，有三個孩子，是事業家庭兼得的美國女性。她優雅知性，多年來長居亞洲，所以對於亞洲文化有深入的了解。

我一進到治療室，就劈里啪啦的吐苦水：「我不想住在北京，我先生硬是把工作放在第一位。只要我回美國，一切都會好起來。拜託你幫我制定一個逃離北京、返回美國的計畫。」

蘇安靜聆聽，一聲不響的盯著我看，她的沉靜令我不安。終於她開口了。

「你真的覺得北京是問題的根本嗎？如果你想要實現夢想，在世界的任何一個角落不是都能實現嗎？為什麼一定得在美國？北京又如何限制你了？」

一句話就把我問倒了。

臨走的時候，蘇給了我一些資料，原來是史丹佛大學教授柏恩斯（David Burns）的著作。柏恩斯還在賓州大學實習時，就對憂鬱症感到困惑。為什麼有些人會陷入這無止境的黑洞？我們要怎麼幫助他們？

他發現，抗憂鬱藥物治療憂鬱症的效果並不顯著，即使每天吃藥，病人還是持續抱有生命沒有任何價值的念頭。因此柏恩斯醫師開始著力於發展一套真正能讓病人重生的認知系統。他的理論是：憂鬱症人群的認知系統受到了嚴重扭曲失真，因此必須幫助他們還原真相。

柏恩斯三列表

隔週，我又回到蘇諮詢師那裡。我們用柏恩斯的三列表（Triple Column Technique）方法來練習。

第一：每天把這些負面想法記錄下來，然後開始觀察審閱這些不由自主浮出腦海的想法（Automatic Thoughts）。從0～100，你有多麼相信這個負面想法？

第二：找出這些負面想法中可能的失真角度（Distortion）。

第三：重建一個比較理性的念頭，從0～100，你有多相信這個新的正面想法（Rational Response）？

比如說，人可能會動不動就冒出這樣的念頭：「我什麼都做不好。」但是全天下的事，你真的什麼都做不好嗎？你不會洗碗，也會曬衣服吧？這個念頭，有以偏概全的嫌疑（overgeneralization）。一個比較合理的想法可能是什麼？「我有些事情做得不錯。」然後你可以把這些都記錄在表上。

諮詢開始，我還是半信半疑，但決定試一試。

我說：「有時候我覺得自己是個失敗者。」

蘇問我：「好，從0到100，你有多麼相信這個負面念頭：你是個失敗者？」

我坐在椅子上，正經八百的跟蘇說：「當我覺得沮喪的時候，我百分之百相信自己是個失敗者。」

「好，那我們來審視一下你這個念頭是否失真：你自己一個人從台灣到美國奮鬥、你在世界舞台演出、你跨科系從名校畢業、你會寫作、你目前有好的工作、你跟你的大學同學結婚、婚後你為了跟他一起冒險所以來到了北京。請問這些都是失敗嗎？」

「這些都不算什麼成功，反正我永遠做得不夠好。」

此時，蘇直盯著我，做了一個我從來沒看過的滑稽表情，彷彿是對我的固執感到非常不可置信，讓我不禁笑了出來。我一邊堅持己見，一邊慢慢發現，我的認知似乎真的有點失焦，我想要修正一下。

「我承認，或許我習慣把自己的一些小成就都視為理所當然，覺得這有什麼了不起的。」

諮詢師說：「那我們嘗試一下，你認為比較合理的反應是什麼？」

我想了一下，最後有點心虛的說：「我有許多值得開心的經歷，我不完全是個失敗者。」

諮詢過後，我覺得很震撼。蘇交給我的柏恩斯方法，讓我發現：原來我腦中環繞這麼多負面念頭，而這些念頭可能是失真的。設想，如果一個人腦中每天都響著：「你是個失敗者」，你覺得他能夠不憂鬱嗎？

這些負面念頭，彷彿是我的心情霧霾，我的內在空汙，讓我藍天不再。我一

柏恩斯三列表

列出負面想法	失真角度	重建正面想法
我百分之百相信自己是個失敗者。	我一個人從台灣到美國奮鬥、在世界舞台演出、跨科系從名校畢業，但這些都不算什麼，反正我永遠做得不夠好。	我承認，或許我習慣把一些小成就視為理所當然，覺得這有什麼了不起。其實我有許多值得開心的成就，我不完全是個失敗者。

直關注外在世界的霧霾，每天每小時查看現在 PM2.5 是多少；卻完全沒有注意到，我的內在，還有層層無法化解的憂鬱霧霾。

這些負面念頭到底從哪裡來？是「誰」一直在告訴我，我是個失敗者？如果解開之後，是不是我就能獲得真正的自在？我決定，必須更深入的探討憂鬱症的來源。

另外，蘇希望我考慮在諮商之外，服用憂鬱症藥物，可以幫助我的心情好轉。我曾親眼看見我的朋友們服用藥物，效果並不顯著，而且還有副作用。根據《紐約時報》報導，長期使用抗憂鬱症藥物還有可能上癮。我告訴蘇我有自己的方法。很快的，我就找到比藥物還有效的療法：中醫。

柏恩斯的十種認知失真可能

- **非黑即白**（All-or-nothing thinking）
  所有的事情不是一百就是零。
- **以偏概全**（Overgeneralization）
  其實只有一個負面事件，卻被認定成一連串永遠無法突破的負面模式。
- **心理過濾**（Mental Filter）
  總是看到不好的人事物，把好事都過濾清除。
- **負面思考**（Discounting the positives）
  所有的成就都不算數。
- **太快下定論**（Jumping to conclusions）
  喜歡猜想別人都不喜歡你，或是預測事情會不順利。
- **誇大或貶低**（Magnification or minimization）
  不是把事情誇大就是把事情貶低到最小。
- **情緒性推理**（Emotional Reasoning）
  什麼事都從「我覺得」出發；我覺得我很笨，所以就進而認為自己真的很笨。
- **應該聲明**（Should Statements）
  不斷批評自己或他人做事「應該」怎麼做。
- **貼標籤**（Labeling）
  把自己的缺點變成一個永久標籤，比如說不小心犯錯，可以說：「我犯錯了，下次改進」，卻下定義為：「我是魯蛇」、「我完了」、「我沒救了」等標籤。
- **個人化責備**（Personalization and blame）
  不斷責備自己，即使這件事不完全是你的問題。

9 身心呼應：我和中醫的緣分

從紐約搬來北京後，水土不服、霧霾、食安、工作壓力、新婚家庭文化上的磨合，都讓我難以適應。三十歲生日前，母親告訴我，她在高雄師範大學上杜明德老師的《三禮》，杜老師很推崇《字裡藏醫》的作者徐文兵老師，囑咐我既然到了北京，就好好去尋訪求醫。

我們家本來就相信中醫，所以我先上百度搜尋，查到一個電話。打過去對方說徐老師已經不在那裡看診了，他已到厚樸中醫學堂。厚樸學堂說徐老師的號要等很久，我一口說沒關係，坐北京地鐵，轉小紅門公交，一個小時車程跑到北京南四環外的厚樸學堂。

心裡積累的霧霾

初秋午後的大院子很寧靜，白色的房映著淡藍的天，藥房外頭瓜棚還留著黃綠藤葉。閒逛時，依稀在院子外看到徐老師的身影，心想原來母親的老師的偶像這麼年輕，不是網路謠傳的九十歲中南海老中醫大夫嘛？

一進門，乖乖先做了中醫體檢。體檢大夫說了一大堆有聽沒有懂的中醫名詞：什麼任脈不通、膻中穴、極泉穴疼、沒有蔽骨等，又囑咐我多吃豆豉、納豆、普洱、黑茶等。我問為什麼，他們也沒有多做解釋，接著就準備扎針。等待扎針時非常緊張，感覺手冰冷如在冰窖一樣。

第一次看診，我還想說巴結一下醫生，帶著徐老師的書給他簽名。躺在病床上，徐老師一用手先按肚子腹診，心下位置就劇烈疼痛。老師說了一句：「這個憂鬱症十年！」

我心頭一凜，覺得很驚奇，我的主訴明明是胃病打嗝。這個從沒見過的老師還真神，我沒跟他說過任何話，怎麼他看我一眼、按一下我的肚子，竟然知曉我不願與旁人傾訴的心病？如果照他說的十年，那就是哈佛期間。這就更奇怪了，哈佛時發生的事，我沒有告訴任何人。這個十年，他怎麼算出來的？

母親在一旁趕緊解釋，「她是因為北京的霧霾所以心情不好。」徐老師笑說，「呵呵，這憂鬱症時間很久了，跟我們北京霧霾可無關。」

第一次扎針，趕緊閉上眼睛，因為看到針那麼長扎進肚子裡，太嚇人了，也不知是什麼勇氣支撐我。中途有跟診學習大夫來幫忙行針，每次都痛得我眼淚汪汪。奇怪的是，雖然痛徹心扉，但內心深處非常平靜，彷彿所有在北京的顛簸都暫時放在一旁，全神貫注的專心跟身體對話，和身體的每一個劇痛點感同身受。

扎針完，生理反應跟絕望時痛不欲生的心碎感一模一樣。回家地鐵路途，整個上身半癱在椅子上，旁人一直看著我，想說這人是怎麼回事？

到家後躺在床上，無法動彈，但是腦中異常清晰，愈想越發感到中醫的神奇奧妙。難道身體跟心理真能相呼應？為什麼在場所有病人，其他人好像若無其事，只有我被扎針這麼疼？那些穴位是什麼穴位？這幾年來，我的身體到底經歷了什麼，又記住了什麼？為什麼這個大夫一看到我，不用我說就知道我的祕密：我有憂鬱症？我找中醫治療身體，難道還能治療我的心靈？

路

第二部

療癒之路

The Path to Healing

10 道家思維：貴生

我不是個很稱職的病人，經常長途旅行，時差顛倒。有一次扎針完，跟診醫師說，「希望有一天你能不要這樣經常飛行，或許可以半年在亞洲，半年在美國。」

我覺得很吃驚，旅行出差難道對身體健康也有影響嗎？

「當然啊，有兩種病人我們無法幫助：輪夜班的護理師，還有國際航班的空服員。他們的生理時鐘太不規律了，即使費心調理好，一上班又全亂了。」

原來職業對健康影響如此巨大？那到底賺錢重要還是身體重要？

我不但經常旅行，時不時還會去全世界冷氣最強的香港。後來才知道，人活著養生就是養陽氣，而夏天是助長陽氣，冬病夏治最好的時節，千萬不可錯過。夏天拚命吹冷氣，完全失去夏季養長之道（典出《黃帝內經・素問・四氣調神大論》）的好時機。

照顧好皮囊

我住美國時，愛吃各式各樣的冰品，尤其布魯克林的手工格雷伯爵茶冰淇淋。不過在徐老師耐心的調理下，我慢慢變了。綠茶、抹茶、冰品絕對不碰，只吃應季水果、夏天每天喝薑棗茶、不穿短裙短褲、不再碰摯愛的生魚片和海鮮。

每次在外工作壓力大或焦慮，一就診便會平靜下來。徐老師是北京有名的大夫，曾經開講《黃帝內經》，更是轟動全中國，連首富夫人都希望能拜在門下。雖然病人學生眾多，老師扎針總是不疾不徐。

一大清早，院子裡有一些獨立站樁的同學，總讓人不禁微微一笑。我看著他們自在的樣子，又好奇又羨慕，生起了想學中醫的心。我開始天天讀《黃帝內經》和抄經，一篇一篇，一字一字。我雖然讀古文慢，本身也愚鈍，卻慢慢體會出一些道理。

第一個釐清的重要觀念，是「貴生」。貴生是東方思維，這種思想在《老子》、《莊子》、《呂氏春秋》等先秦道家經典已經出現。簡單的說，就是愛護自己的生命，沒有任何事情，比活下去還重要。

注意，這裡說的活下去，可不是苟延殘喘，一天數一天的活；這裡說的是：活得精采、活得開心、活得自在。葛洪的《抱朴子．內篇》有一句話：「我命由我不由天。」《黃帝內經．上古天真論》裡面也說：「上古有真人者，提挈天地，把握陰陽，呼吸精氣，獨立守神，肌肉若一，故能壽敝天地，無有終時，此其道生。」

這多麼令人震撼！要活得如何瀟灑，才能說老天不能掌握我的生死，我可以自己掌握生死健康？要活得如何解脫，才能與天地同步，與天地同壽，掌握自己的命運？把自己的臭皮囊照顧好，身心靈健全，每天幸福的活著，無有終時，這是道家的最高境界！

看看之前的我，活得如此低級、活得如此彆扭委屈！

憂鬱的人生勝利組

大學期間情傷，憂鬱到了一個程度，自殘的念頭便如影隨形，走在十字路口就會莫名其妙的希望車子來撞傷我。徐老師說我十年憂鬱症，真的很準，剛好就是哈佛大二的時候。最諷刺的是，當時我還不知道自己病了，依舊不知收斂，賣命衝刺。一方面也因為當時哈佛周圍的人都這麼憂鬱的活著，所以我以為，我也應該這麼活著。

好萊塢著名演員娜塔麗．波曼，跟現在美國總統川普的女婿同屆。我們大一時，她應該剛畢業，但那時聽說她還住在學校附近，所以我有幾個「星際大戰」入迷的同學，還是在校園內四處尋找她的身影。

她應該算是人生勝利組，是明星，又念哈佛。結果，娜塔麗回哈佛大學畢業演說時，是這麼告訴大家的：

「我剛到哈佛的時候，總覺得自己不配到這所名校。每次我開口說話，都必須不斷向周遭同學證明我不只是個笨演員。大二那年，有許多黑暗時刻：十九歲第一次心碎、吃了有憂鬱症副作用而下架的避孕藥、在冬天想念陽光……好多次，我跟教授會談到一半就悲從中來，放聲大哭，我肩上的擔子如此沉重，我根本不知道如何兼顧課業與事業，甚至每天早上連起床都有困難……」

許多哈佛生都曾經因為壓力過大而罹患憂鬱症、崩潰等。娜塔麗．波曼提到的經歷，也是許多哈佛人的親身經歷。我的兩個室友，每天都要吃抗憂鬱的藥。

一個同學因為憂鬱加厭食症，瘦得皮包骨，休學一年去療養，畢業後去高盛銀行工作。另外一位作曲天才同學因為一直低迷有自殺傾向，大四被學校送到精神病院去，一段時間後才回來上課。

憂鬱症並不可恥，憂鬱症是一種病，是可以治療的。如果你活得不開心，絕對不是你的錯，那是因為你生病了。你的身體在給你溫柔的提醒，告訴你，你需要幫助了。周圍會有許多人可以幫助你。

沒有人生來就會上網或是去大賣場說：「你好，我今天想來購買憂鬱症這個東西。」不可能的。我們生下來，就是每天要開開心心的活下去。

那為什麼那麼多最頂尖的哈佛生，連這麼簡單的道理都搞不清楚呢？為什麼一個人到了人人欽羨的最高點，最後竟落得憂鬱症呢？

因為年輕時，不懂兩個字：貴生。

人憂鬱到了一個程度，慢慢的就會開始不愛護自己，《黃帝內經》把這個稱為「形不與神俱」。像是娜塔麗．波曼，每天都哭、爬不起來，這是憂鬱症的前兆。所有心理變化都有生理基礎，其實都是身體已經開始跟你示警了。

聆聽身體發出的警訊

我的經驗跟娜塔麗相似，但是我有聆聽身體的信號嗎？沒有！我有注意到身體給我的溫馨提示嗎？沒有。我還是拚命三郎一樣，要做到最好。這叫什麼？「以隋侯之珠，彈千仞之雀」。

隋珠彈雀出自《莊子．讓王》篇：春秋時代的隋國國君救了一條受傷的蛇，後來大蛇為了報答他，就啣了一顆舉世無雙的夜明珠來送給隋侯，後人稱為隋侯之珠。這是全天下最稀罕、最珍貴的珠寶。

結果，有一個喜歡打鳥的人，竟然選擇用這顆全世界最珍貴的夜明珠，來打那些四處飛來飛去的小麻雀。所有人都笑了，這個傻子怎麼愚蠢至極？

難道，我跟我的哈佛同學們，不是跟這個故事裡的人一樣傻嗎？我們知道得失輕重嗎？我們的生命如此寶貴，每個人都像一顆獨一無二、閃閃發光的夜明珠，結果呢？我們不就是用這顆夜明珠來打鳥？打到就沾沾自喜，打不到就黯然神傷。我們熬夜通宵，我們痛苦吃憂鬱藥，為了 4.0GPA 成績？為了愛情？為了實習？為了期末報告？為了畢業後的薪水？無數個為了，卻忘了自己。

為了一些沒有價值的東西，把自己弄得憂鬱，把自己送到精神病院，失掉生命，甚至自殺。請問，這一切還值得嗎？沒有什麼比開心、健康的活著更重要。這句話說起來簡單，每個人都知道，但真正做到的人非常少，也非常困難。我也是直到遇見中醫和道家思維，才慢慢的一點一滴修正：活著應該養足精氣神、陽氣，而不是爭求虛假的東西：學位、舞台、評價、名氣。

11 愛情免疫學：再愛也不背叛自己

因為我的病情已經纏綿十年，所以治療過程也比較漫長。所謂病來如山倒，病去如抽絲。在每個月扎針和艾灸（針灸）的醫治下，我的身體慢慢恢復知覺，陰寒逐漸消散，心腸的溫度回來了，憂鬱、邪氣（我把它稱為 the dark side）再沒有強大的能量聚集。

中醫裡的正氣、邪氣到底如何區分呢？基本上，屬於你本身帶來的，與你的磁場相振動符合的，都是正氣。一個人身體非常好、很健康、陽氣足的時候，一點虛邪賊風都無法侵犯你，甚至會怕你，因為你的氣場很足。

一旦你弱了，稍微不注意，外邪就容易進入體內。這時就要小心了。邪氣一開始沒有根據地，只會在體內隨處流竄，有點像是流寇打游擊戰；一旦他們強大了，成形了，就會在身體裡搶奪侵占，建立自己的根據地，向正氣挑戰。等到有一天他們稱王，那就已經是癌症腫瘤階段了。

名醫是不會等到你都憂鬱了、得癌症了，才來幫你治病。所謂「不治已病治未病」，一定是疾病尚未開始，邪氣還沒有根據地，還不成氣候，就把病治好，把他們趕走了。

夢中的宣言

有一次針灸治療後，當晚就夢見十年前在哈佛大學的陳年傷心往事。我覺得很奇怪。不過之前就聽說許多人在治療過程中，身體愈來愈好，夢境也隨之改變，現在似乎發生在自己身上。

徐老師說，曾經有個病人很憂鬱，雖然對婆婆和小姑再三禮讓，但是她們仍然不斷欺負她。她一直壓抑自己，在現實生活中感怒不敢言。最後，她做了一個夢。在現實中她是非常彬彬有禮的，但是在夢中，她鼓起勇氣，對婆婆和小姑臭罵一句：「你們兩個去死吧！」出了一口惡氣，醒來後，吐了一口痰，病就好了。

沒想到，我也做夢了。

我曾經很喜歡一個哈佛男同學，但是他沒有很喜歡我。後來他跟前女友復合，讓我痛苦不已。痛苦的真正原因為何？因為我當時還不懂自己的價值，不珍惜我是一顆獨一無二的夜明珠，而不斷在他人和男人眼中尋找價值。如果得到了愛情，就彷彿生命有了意義；得不到愛情，就覺得萬念俱灰。那次情傷，種下了十年憂鬱的引子。

塵封那麼久的事，沒有任何理由勾起我的回憶。我沒有打坐，沒有冥想，沒有做心理認知治療，只不過在身上幾個穴位艾灸，當晚就做夢了，令我意外。

睡夢中，當年的人物場景，如刀刻石頭似的重新刻畫了一遍。雖然仍心碎流淚，但這次我記得，我在夢裡大聲說：「我要活下去，我要站樁，我要重生！」

殊不知我這些年受過的心靈傷口，都在身體留下了印痕。我以為忘記了、復原了、過去了、大腦推開了、表面上若無其事了，其實身體全幫我記著。

「時間是治療傷痛的良藥」（time heals all wounds），其實完全不準。只要身體沒有忘記，你這個坎就永遠過不去，給你一百年時光都沒有用。但如果用物理治療，中醫治療輔助，說不定真能徹底走出傷痛。

先珍愛自己

之後，我養成習慣：只要家裡出了大事大變故，或心情受到極大驚嚇和波動，一定馬上找中醫或自我調理，從身體下手，保護軀殼，進而保護心神不受傷害。

因為了解貴生的重要，我再愛一個人，也絕對不會出賣自己。為什麼？

會愛到出賣自己、背叛自己的人，怎是真愛？連自己都不愛的人，怎麼愛別人？就是因為嫌棄自己、厭惡自己，覺得自己不值、自悲、自咎，不懂得貴生厚生，才會把別人的愛看得比天高、比地深、比自己重。得不到便生不如死。回憶起年輕往事，這真是血的教訓。

真正的愛，是一種心氣充盈的溫和能量，只要把自己照顧好了，這種溫和之氣會自然而然的散發。你自己舒服，別人跟你在一起也是如沐春風般的美好。一個身心健全的人，屬於她的一段美好愛情是：「我沒有你，我過得很好；你沒有我，你也過得很好；我們有彼此，我們都過得更好！」

《少年維特的煩惱》、《羅密歐與茱麗葉》、《梁山伯與祝英臺》，這些淒美的愛情故事，背後都有一個共同點：主角都是邪氣上身，忘了自己的生命是多麼的寶貴，忘了不管多麼愛一個人，也不能不先愛自己。

任何療法都只是手段，最後還是要靠患者本身。如果無法做到「再愛也不能背叛自己」，這樣的人，即使走遍世界尋訪名醫，病也不可能康復。

12 無為灸：非藥物療法

有一次治療中，因為實在太疼，我流下了眼淚。我也不怕旁邊有人，最後止不住了，開始嚎啕大哭起來。經常有人治療中哭泣，跟診醫生都很習慣了。有一位中年女性治療後，回家哭了整整二十四小時，她自己和老公都嚇到了。大家總說，哭出來就好了。

只是，他們還是會悄悄問我：「你不是女神級人物嗎，你到底憂鬱什麼？」

我一邊擦眼淚，一邊想翻白眼：「我算哪門子女神？而且真的那些女神，就沒有不可訴說的痛苦嗎？」

你到底憂鬱什麼？

一般在憂鬱症患者面前，我們經常想安慰他們，可能會說出這些話：

「哎呀，你的生活已經可以了，該知足了，幹嘛不開心？」

「這算什麼苦？人生那麼短，你為什麼不想開一點？」

可是不管怎麼苦口婆心勸導，怎麼寬慰，他們還是想不開。殊不知，大城市的頂級高樓大廈裡，住著許多只想往下跳的人。有個病案說：「大夫，我老公好，兒子孝順有出息，事業成功，家裡不缺錢，父母慈愛，但我還是怎麼樣都快樂不起來。」

為什麼表面上命好的人，卻反而快樂不起來？現在各大學也流行樂活、幸福學、快樂人生課程，一直強調要開心的活著。但是究竟開心的「生理含義」是什麼？怎麼樣才是順心如意的過日子？

許多人想不開，親人朋友輔導老師勸不聽的原因，不是因為他們不聽話，也不是因為他們就喜歡天天憂鬱痛苦，以淚洗面。真正的祕密，還是在於「身心不二」。所有問題的癥結所在是身體。比如上述患者，一開始腹診就發現她的心口都堵住了，絕對不是無病呻吟。

身體裡面有鬱結打不開，人的念頭就不可能是正面的；如果沒有從身體下手，是不可能轉念開心起來的。每個念頭，都有身體的根據地。患了憂鬱症想不開，花再多時間跟他說理，最後可能都無效。因為不管醫生再怎麼舌粲蓮花，最終只能停留在認知層面，無法達到身心層面。（反之，如果一個人聲稱自己憂鬱症，也可以透過腹診，知道他其實活得挺好的，沒有憂鬱。）

為什麼中文說開心？心臟打開真的就快樂嗎？不是的。真正原因是，中醫說，人身上有兩個跟心密切相關的穴位：膻中穴（心包的募穴，同時也是任脈、小腸經、三焦經、脾經、腎經之交會穴，在胸部橫平

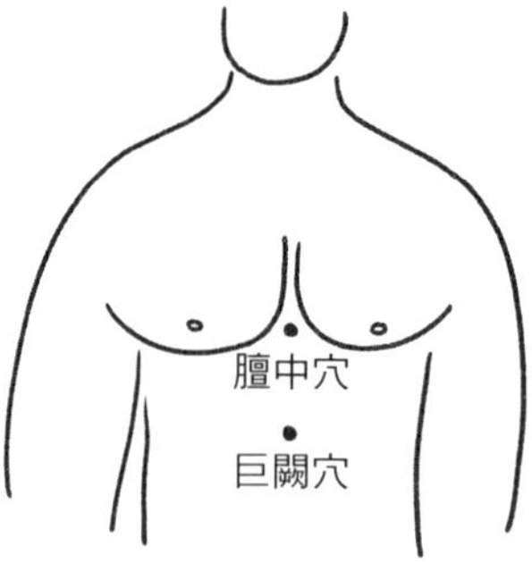

第四肋間隙，前正中線上）和巨闕穴（心的募穴，上腹部，臍中上六寸，前正中線上）。只要多保護這兩個穴位，讓他們不要堵塞，我們就能開心，心情也能恢復平穩。

世界上許多疾病，都是因為阻塞而引起。我們常聽說「心有千千結」，這裡指的心，也是巨闕以及其附近的穴位有了阻塞。只要這裡一堵住了，心情就不可能通暢。在我的療癒過程中，巨闕的地位舉足輕重。

順應自然的艾灸

一般提到中醫，就會想到要熬難喝的中藥，或是科學中藥，這自然是中醫非常重要的一部分。但是中醫有六藝，藥物療法只是六中之一，其他的非藥物療法，如砭石、針刺、艾灸、導引、按蹺，都非常值得採用學習。其中按摩手法又最被推崇，因為不用依靠任何外在媒介，就能治療去病（請見21章）。

扎針和艾灸，都必須依靠外在媒介，如針，如艾草。但是艾灸是一種非常溫和的療法。艾草為地之陽，與人體振動頻率接近，因此每次艾灸完就有暖暖的感覺，彷彿是母親的愛環繞在身邊。

艾灸有許多流派，我學習的是無為灸，由上海的王海峰老師傳授。王老師在四川雲遊時，得到道士親傳。王老師非常和藹，以無為灸治療幫助了許多病人，連影視界明星也想親炙學習。

取名無為灸，自然就是一順應自然、順勢而為，沒有法則為法則的無為療法。其優點是簡易，新手也能馬上上手，但是大概要練一百到一千根艾條之後，治療手感才能掌握。其缺點就是艾煙太大，有些人可能無法接受。

我曾在灸膻中灸了半小時之後，無來由的嚎啕大哭。為什麼？因為灸膻中，可以寬胸理氣，讓人心胸打開，把之前不好的情緒釋放出去。如果我說灸膻中哭了，王老師會問：「是誰欺負你了？」玩笑歸玩笑，一灸完，整個人就覺得特別舒服，著實佩服中醫對身心徹底調理之神奇。

有一次霧霾空汙很嚴重，我們精神都不好，只幫家人灸了一會兒，馬上精神抖擻，效果顯著。有時候灸一灸會很想睡，那很好，很自然，就放下艾條趕快去睡一下。依照個人，依照時間，都會有不同的反應。

有些人灸完以後，會出現嗜睡、打嗝、排氣、分泌物增多，類似外感發熱的症狀，這都是好事，是人體自然療癒的過程，不用擔心。不過如果因為灸法不當而出現咽喉疼痛上火症狀，就要先停灸。

（注：並非所有體質皆適合艾灸。請先接受中醫身心評估體檢和無為灸課程，再自行練灸。）

13 不要成為賈伯斯第二

賈伯斯逝世之後，全世界都在悼念天才的離去。我讀了《賈伯斯傳》，有一陣子也看到許多〈如何成為賈伯斯〉的文章。學習道家思維之後，這些文章只讓我覺得納悶疑惑：是的，賈伯斯引領全球，賈伯斯傳奇人生，賈伯斯改變了每個人的生活，賈伯斯創建了不可一世的蘋果公司。

So what？我其實很心疼賈伯斯。

他富可敵國，最後因為胰臟癌，不到六十歲與世長辭；他完美向上，處理規劃所有產品細節，卻無法處理他和原生父親的關係；他可以放下一切到印度修行，卻不承認自己的第一個女兒麗莎，甚至上法庭打官司堅持自己不孕不育，所以麗莎的媽媽必須靠福利救濟金養活母女二人。

如果你問我，我堅決不要成為賈伯斯第二。

完美的樂章不快樂

仔細分析一個人為什麼會得病？很多時候，還是因為沒有真正愛護自己、愛護生命、愛護身體。這在賈伯斯身上如何顯現？除了沒有將父母和子女關係處理好之外，另外一個很明顯的特質，就是完美主義。

賈伯斯追求完美盡人皆知。暢銷作家葛拉威爾（Malcolm Gladwell）曾經寫道：「賈伯斯會坐在餐廳裡，一次又一次把不滿意的菜餚退回去讓廚師重做；他會晚上十點到旅館準備接受媒體採訪，突然說鋼琴位置不對，要旅館重新擺設。」

完美主義不只發生在公司的大小決定，其實滲透到賈伯斯的生命每一角。有一次為了選一台洗衣機，他和家人討論：「我們討論設計感，還有我們家的價值觀：我們希望衣服是一個小時洗好還是一個半小時洗好？我們希望洗好的衣服是觸感非常軟而且耐穿？我們希望可以省四分之一的水嗎？」

這些當然都是很棒的問題，所以你猜賈伯斯花了多少時間琢磨？兩個禮拜！每天晚上，晚餐時間不斷跟家人討論一台洗衣機。

我一直敬佩賈伯斯的追求完美，從小到大，我都以為完美主義是好事。我是個古典音樂人，這是最殘酷，也最相信完美主義的行業。一個音、一個樂句、一個樂章，每分每秒都是精雕細琢，每次表演都必須完美呈現。有多少個無聲的夜晚，我一個人坐在錄音機前面，聽著我的ＣＤ，一邊聽一邊記下哪裡是錯音，哪一句不夠流暢，再修改、再加緊練、再修改，直到完美。

我五歲時，彈錯一個音，老師就拿鉛筆打我；七歲開始，變成自己打自己、拿琴蓋砸自己的手；到了十歲，比賽輸了在場外哭；十五歲有一次拉協奏曲，一個音忘了加抖音，老師馬上讓我停止並開始臭罵：「為什麼句子的最後一個音沒有抖音？你到底在做什麼？」我坐在教室正中央，空氣裡瀰漫著〈聖桑A小調〉的嗚咽，身邊圍繞著世界級大提琴家學姊學長，當時我是他們之中年紀最小的，真希望自己當場消失。

在愛自己的前提下，追求卓越

我一直很以我的完美主義自豪。完美主義讓我站在頂峰，完美主義成就了我的一切。

但後來我為「1號課堂．高效聽書」節目講了一本布芮尼．布朗的《紐約時報》暢銷書 *Dare to Lead*。布朗博士是知名學者、暢銷書作家，也是休士頓大學社工研究院的研究教授。如果

1 號課堂
Dare to Lead 試聽

你看過《不完美的禮物》、《脆弱的力量》，你可能比我更早認識她。布朗博士花了十二年時間研究人類心靈的脆弱、勇氣、價值感以及自卑感。歐普拉、CNN、《華盛頓郵報》、《紐約時報》廣泛報導她的研究結果。布朗博士二〇一〇年在TED上的演說「脆弱的力量」，是TED網站上非常受歡迎的演講，全球已超過四千三百萬人次觀看。

布朗博士認為，完美主義（perfectionism）是一種自我毀滅力超強，而且容易令人上癮的價值觀。完美主義不代表一個人在正向的追求卓越和成長，反之，完美主義是一種自我防禦保護系統，不但不會幫助我們成功，反而可能跟憂鬱症、焦慮症、自殺率、酒精毒品上癮有極大關聯。

隱藏在完美主義背後的，到底是什麼？為什麼人要追求完美？為什麼賈伯斯要追求完美？鋼琴位置不對又怎樣了，跟你有什麼關係？一個抖音沒抖好又怎麼了，為什麼要讓你回家哭得像是自己的生命一點價值都沒有？

隱藏在完美主義背後，是與生俱來深深的自卑感。自卑感是一種覺得自己永遠不夠好的情緒。這是人類最原始的情緒，為了不要自卑，有些人就會認為，如果我看起來完美，我每件事都做得非常完美，我每個會議都表現得很完美，我每個產品都很完美，就可以避免被人責備、被人批判，還有被人不認可的痛苦和自卑感。

很難想像吧！這些表面光鮮亮麗，崇尚完美主義，感覺應該是最有自信的一群人，其實是世界上內心最可憐、最自卑的人。在這裡，我必須要第一個舉手：我就是那個之前很完美主義，又很自卑的人，每場表演都要不斷批判自己，直到體無完膚的地步。

大家都應該知道接下來結局是什麼？這是一場悲劇，這是一個悲劇人物。最後的結局不是憂鬱症自殺，就是得癌症英年早逝，完全違反「貴生」，完全違背道家思維。

世界上沒有完美的人事物。不是說不能追求卓越，而是在愛自己的前提下，追求卓越本身。身為人，每個人都會不小心犯錯，都有失敗下台的時候。如果不能接受暫時的失敗和脆弱，就等於不接受身為人的核心價值。

真正的成功是返璞歸真，任何無止境苛罰自己的完美主義，都極為凶殘。想想賈伯斯，想想自己。

14 法國梅村：生命是最美好的禮物

The eyes are a deep ocean,

眼睛是深海，

With whirlpools and violent winds,

暗藏著漩渦和狂風，

And shadows beneath the surface,

表面下的陰影，

And sea monsters deep within.

以及埋伏深處的海怪。

My boat is sailing in mindfulness.
我的船以正念航行，
I vow to hold the tiller firmly,
我發誓要牢牢抓住舵柄，
So that I do not drown in an ocean of form.
這樣我就不會淹沒在有形的海洋中。
Using my conscious breath,
在我有自覺的呼吸裡，
I am guarding my eyes for my protection and yours.
我守護著我的眼睛以保護我和你。
So that today continues to be a beautiful day,
今天仍然是美好的一天，
And tomorrow, we still have each other.
明天，我們還有彼此。

——一行禪師（*Understanding Our Mind*, Thich Nhat Hanh）

琴音自然流洩的境界

我十二歲時，曾在一場比賽進入一種類似入定的感覺。我不記得發生了什麼事，只知道我在樂聲中，彷彿身體消失了，時間靜止了，琴不在了，我也空了。我不知道手指在哪裡、曲目是什麼，好像不是我在彈琴，貝多芬就這麼簡單的流出來，一切是這麼舒服、這麼自然。我不記得怎麼離開舞台的，只希望能永遠待在那樣的境界裡，那樣一個昇華的、永恆的、不再我執的境界裡。

我得了第一名，去了美國，卻從來再沒有找到那個境界。我每天把自己鎖在琴房裡十小時，也找不到。我跟著全世界最著名的大提琴泰斗，也沒找到。我去了哈佛，也沒找到。接下來的十多年，我一直在尋找那個神祕的、無邊無際的境界，直到最後崩潰放棄。

問題出在哪裡？我停下來細細回想。在我尚未接觸道家思維之前，我一直認為是身體出了問題。如果沒有身體，我就能輕飄飄的再回到那個境界裡。我怨恨我沉重的身體，還有她無法負荷的夢想以及帶給我的病痛苦楚。又或許，如羅馬尼亞旅法哲人蕭沆所陳述，問題的根本就是我們被生下來，所以有了許多生、老、病、死等種種苦難、折磨、麻煩、不便？

我帶著疑惑，到了一行禪師的法國梅村。一行禪師來自越南，越戰期間流亡海外。他是僧侶、作家、詩人，文字優美，能用英文法文寫作演講，並出版許多英文書籍。在亞洲、美國、歐洲都有一行禪師的寺院。

我來到優美的波爾多郊外，造訪一行禪師的梅村。我以為我會看到莊嚴的僧團和靜謐的寺廟，出乎意料之外，我卻看到許多小孩跑來跑去。藍天白雲下，草坪上搭建了白色帳篷，孩子們的鞋散亂在草地上，他們圍著圓圈在歌唱遊戲。另外一個大帳篷裡有鋼琴，貼著孩子畫的插畫。我靠近一看，上面寫著：

世界是你的遊樂園，生命是最好的禮物，你值得擁有。

生命是最美好的禮物

我一到，僧侶合唱團開始歌唱。因為是法文版本，所以有義大利、德語、英語、中文的翻譯，所有禪眾微笑著輕聲合唱：

Breathing in, breathing out.
吸氣，呼氣，
Breathing in, breathing out.
吸氣，呼氣
I am fresh as the dew.
我如露水一樣清新。
I am solid as a mountain.
我如山一樣牢固。
I am firm as the earth.
我如地球一樣沉穩。

I am free.
我自由了。
Breathing in, breathing out.
吸氣，呼氣，
Breathing in, breathing out.
吸氣，呼氣，
I am water reflecting,
我是水，倒映著，
What is real,
什麼是現實，
What is true,
什麼是真理，
And I feel there is space,
在我心田深處，

Deep inside of me,
有著空靈，
I am free, I am free, I am free.
我自由，我自由，我自由

隨著歌聲，慢慢的吸氣、呼氣、吸氣、呼氣，我們跟自己的身體慢慢融合。一切是那麼的平和與喜樂，遠處有孩子的笑聲，在梅村的歌唱中，我沒有看到任何人是愁眉苦臉的。即使大家根本不說同一種語言，所有人在那個能量場裡都如此放鬆和歡喜。唱完歌聽完課，大家在外面野餐，然後到梅村後山的山坡經行。

其中有一名法國僧侶，我永遠不會忘記他。我一下車，他就看著我，給我一個大大的微笑。他的臉色白裡透紅，他的眼神是如此慈祥，笑起來是那麼的溫暖。他是位修行者，但是他和他的身體相處是如此自然愉快，他活得如同太陽一樣健康喜悅，彷彿生命是最美好的禮物。

是的，生命是最美好的禮物，只是我這十年中，不知道為什麼，錯過了。

我再也沒有見到那位法國梅村的僧侶，我也不知道他的名字。他可能沒有任何著作，但是他讓我清晰的知道，無論是道家、佛家、西方、東方，真正的修行一定是愈來愈喜悅，真正的修行一定不會背離身體、健康，與生命。

活得喜悅，才是真道。

15 負能量聚在哪裡

德國作家里爾克曾經寫過，「我絕對不會忽略我的身體，把她當作一個靈魂的祭祀品，因為我的靈魂不喜歡被這種方式服務。」

身體不是臭皮囊，身體是非常寶貴的。但許多人直到生病，甚至到鬼門關走一趟之後，才想到自己孱弱的身體。賈伯斯、嚴凱泰，甚至本書前面提到的鈴木禪師等，更令人痛心惋惜，因為當他們發現自己病入膏肓，為時已晚。

事實上，真正修行的人總是非常尊重自己的身體，愛自己的身體。不只因為傳統觀念中，身體髮膚受之父母不可毀傷，更因為人身難得：身體就像一條小船，是我們想要修行得道的小舟。「人身難得今已得，大道難明今已明，此身不向今生度，更向何生度此身？」唯有依靠在這個身體裡面，才能順利抵達彼岸。

「一慮起一害生」，起什麼念就會招什麼病。身心是合一的，意念對健康的影響大到不可思議。而同樣的，身體如果不好，再怎麼修行打坐、禪定冥想、全世界尋找大師，心理也絕對無法健康，不可能開悟。

負能量的起源

這些造成身體生病的負能量、陰暗面，究竟從何而來？負能量又怎麼堆積在身體裡面？

首先，負能量，陰暗面的最起初，其實不是什麼大奸大惡。負能量一開始很簡單：就是看不起自己、自卑、自我厭惡、覺得自己不夠好。我們每時每刻住在這個美好的身體裡，卻因為種種外在或內在干擾，不喜歡自己的軀殼，自責、自怨自艾。我眼睛不夠美、鼻子不夠高、胸部不夠大、皮膚不夠白、臉型不夠小、腿不夠長；我太胖、我太瘦、腦筋不夠強、手指不夠靈活；我這個做不好、那個做不好、我不夠有錢、我不夠聰明、我不夠有權、我不夠有名。

每天每天，身體不停承受負面信息和能量。如果不修正，不斷積累負面的心念聚集起來，慢慢念頭就會變成行動，心力也會變成行動力。如果往憂鬱方向發展，這個人就會開始出現自傷傾向：咬舌頭、捏自己、掐自己、摳皮膚、頭撞牆，像我拿鋼琴蓋打自己、我音樂院的同學拿刀子割傷自己手腕等行為。這些其實是病人試圖活下去的方式，因為接收太多負能量，必須想辦法釋放出來。

如果內心積累的怨恨毒素太重了，連這樣的釋放都不管用，就演變成：我不值得活下去，我活在世界上還有什麼意義？我就算死了，會有誰在乎？傷口愈來愈深，心碎、心神崩潰散亂，傷害自己還不夠解恨，最後自殺。

如果這些負能量往躁狂方向發展，這個病人就不一定只是傷害自己，可能還會往外傷害別人。如果往疾病方向蔓延，就是身體自身的免疫療癒功能開始自我崩壞。

負能量的積累如此可怕？每個行為背後都是人心。做人第一件事就是學會：永遠不做傷害自己、傷害別人的事情。

你管別人怎麼想

當我認清自己憂鬱症、負能量的來源，來自我過去的完美主義、自卑，我開始將工作量大幅減緩。我需要時間，好好愛自己，將過去起心動念的許多負面信息，一點一滴改變。我每天抄一小段《黃帝內經》，往《黃帝內經》的理想邁進：「志閒而少欲，心安而不懼，形勞而不倦。」我希望過著恬淡虛無的日子，先把心神安住，不再驚慌失措，做事情也不覺得累。

我開始學習中醫時，沒有特別強烈的期望或目標。當醫生？完全不想。純粹是喜歡跟師學習，冥冥中有了一條路，能親炙遠古的傳承。這條路上還認識許多有趣的同學同行，真好。沒有特強的期望或目標，一切跟著我的心神走。如此「遊手好閒」的過日子，是奢侈，應該也是我生命中頭一次！

我從許多小事體悟到，過去的自己，是多麼喜歡以負能量羞辱自己，比如說寫字。學習抄經的作業中，我寫了小楷字。畢竟沒寫過小楷，不知天高地厚，我就上傳了張我的作品照片到社交媒體。沒多久，各種評論就出現啦。

「我覺得你寫得不夠好，應該重寫。」

「我找了一個永字八法的視頻你好好看看。」

「你小時候有沒有學過書法？」

要是以前，我大概會非常完美主義且在乎外界評論，受不了被人批評，然後花好幾個小時重寫。可是那天我就偏不重寫。原因是：

第一，已經很晚了，重寫要花很長時間，而學中醫的人盡量晚上九點就睡。

第二，我知道寫的不好，但這是我目前的境界和程度，沒有所謂夠好，不夠好，it is what it is.

第三，別人的評論並不重要，重要的是自己開心就好。

結果隔天，書法老師竟然說我的字自由自在，非常純樸，似乎有點蔡志忠的味道，同學還紛紛搶著看我的字，把我笑死了，幸虧沒重寫。

我是幸運的，在這個末法時代，重新認識了中醫道家的思維系統，重新學習如何驅逐負能量。感謝家人的支持，每位老師的慈惠，見證我一點一滴的身心靈變化。「欲詣扶桑，無舟莫適」，唯有好好修身守神，才能真正親近至精至微之古老傳承。「身是氣之宅，心是神之舍」，想要探訪大道，除非修補好我這艘小船，再沒有別的蹊徑可行。

16 站樁：身體是行走的廟宇

我們的身體，是引領我們前往喜悅的唯一途徑，不是錢，不是權，不是名。

《大學》裡面記載：「修身、齊家、治國、平天下。」小的時候總是認為，修身代表的是修養自身的品性，可是後來才領悟，如果身體不好，品德能好嗎？如果身體不端正，品行能端正嗎？如果沒有身體健康，還有可能齊家、治國、平天下嗎？

修身第一步，應該是修正肉身之有形身體，而修正身體的最佳自我練習，就是站樁。

一般聽到站樁，總誤以為是蹲馬步，其實那樣站久了更可能傷害膝蓋。這裡要介紹的站樁，是道家的祕徑：無極樁。

初學站樁

第一次看到一群人站樁，我覺得很奇異。為什麼這麼多人站在那裡一動不動？好像在玩一二三木頭人，他們在幹什麼？我在旁邊觀察了老半天，門外漢看不出所以然來。但是感覺這裡自有一股神祕的氣場，值得研究。

我決定報名初級站樁課程。一開始，馬勇老師就說我的姿勢不對，需要調整，所以讓我先靠牆練習。但不能靠在水泥牆上，因為太涼了，要靠在木門上，膝蓋微微彎曲。先學會把腰放鬆，讓脊柱全部貼在門上，腰和門之間不留任何空隙。

就這樣靠牆調型大概四週後，老師終於讓我跟同學一起站樁練習。第一次站，真是痛苦啊，從來沒有如此難受過。原來站樁看似傻傻的站在那裡，什麼都不用做，其實不簡單。站著不動發呆還真是彆扭，老師大概五分鐘後又過來幫我調型。天氣其實不是太熱，但我已經大汗淋漓，很想要舉手說我站不下去了。但是看大家都站得心曠神怡，只好忍耐著，又堅持到三十分鐘才出樁。看來，我連如何站樁都要重新學習，修身真是一條漫漫長路。

課程結束前，老師問大家一個問題：「同樣五分鐘，為什麼一站樁，比你們去健身房、去做熱瑜伽、跑馬拉松出更多汗呢？如果坐著，你絕對不會出汗。到底是什麼原因？」

這也是我百思不解的問題。感覺應該是很輕鬆的一件事，怎麼讓我累得半死？不過站樁之後，晚上睡得又香又甜。

等到下一次上課，老師揭曉了答案。站樁看似一動不動，其實當身體一靜下來，五臟六腑都運了起來。透過外形的調整，達到氣血流動的狀態，身體平常積累的邪氣、濁氣，自然會通過汗而排出去。這就是為什麼房間裡不熱，我也根本沒動，但一開始站樁，全身卻熱呼呼，拚命流汗的原因。聽說有些人出的汗，衣服一擰都能擰出水來。也難怪每天辛勤站樁的老師，每個人都體型壯碩，看起來非常年輕。

通往靜的橋梁

站樁最重要就是放鬆，還有持之以恆。每天站樁半小時，比今天站三小時，明天不站樁有效。

放鬆的第一要點，是肢體的放鬆，精神和筋肉緊張是導致疾病的重要原因，而兩者又會互相影響。站樁是放鬆筋肉的練習，從肩部肌群、頸部、胸部、背部等不斷放鬆；從頭到腳，骨骼、肌肉、臟腑、關節、經筋、肌膜、皮膚、毛髮等都放鬆；從百會到會陰這條中軸線中正且放鬆。

接下來是思想的放鬆，如同打坐一樣觀想自己升起落下的念頭，逐漸進入窈冥冥中，由修身達到修心的目的。能鬆才能靜，鬆是通往靜的橋梁。除了練功之外，日常生活中行住坐臥，都能慢慢養成身體安然放鬆的狀態。

站樁的環境也要注意，不要在有風或是冷氣房裡站樁，周遭一定要安靜，手機關機，不能有太多外界的干擾。因為真正會站樁的人，會進入一種清靜的狀態，如果這時突然被外界人事物干擾，會受到驚嚇。有人喜歡去一些有古樹的地方站樁，這個初學者也不建議，因為氣場可能壓不住。最好就是住家附近的小公園，或是在室內站樁。站樁時，盡量什麼都不要想，不要刻意深呼吸，或強求任何境界，一切都自然無比。

站樁的時間很彈性，隨時隨地都可以練習，但是記得空腹時不要站，還有穿戴寬鬆衣褲和平底鞋。有些人喜歡一大早站，有些人喜歡晚上睡覺前站，可以幫助睡眠。有些同學只要上班累了，休息時就站個二十分鐘，站完後神清氣爽。有些同學累積下來一天可能站三個小時。

我常坐飛機，所以曾好奇的問可不可以在飛機上站樁？被大家嘲笑了一番。高空中的飛機離地太遠，沒有接地氣，站樁效果不強。

與天地合一

《黃帝內經．上古天真論》說：「精神內守，病安從來」，站樁的時候，把所有外界的牽掛都放下，全心全意返回到身體，安住在身體裡面，感受自己的身體。不論是腿痲了、手痠了、腳疼了，或是感覺到冒熱氣、冒涼氣，這些都是身體開始自我修復的表現。這也是為什麼古人用站樁來調型，進而調神，可以有病祛病，無病則延年益壽。

《淮南子．內篇》道：「夫形者，生之所也；氣者，生之元也；神者，生之制也。一失位，則三者傷矣。」站樁可以調型、調氣，終而調神。思慮愈多，身體愈弱，氣隨各種思慮耗散，所以恢復自身健康和能量最好的方法，就是站樁。

一開始站樁，我跟形意拳內功大家馬士琦老師學習，之後再和編輯整理《易筋洗髓經》的周稔豐先生長子周明老師在厚樸中醫學習萬樁之母：無極樁。無極樁非常簡要，人人可以理解並實踐。雙腳與肩同寬，尋找正中軸，肩膀放鬆、腰放鬆、胯放鬆，膝蓋自然微彎，含胸拔背，眼睛似開似閉，收下顎，與自己的身體就這麼靜靜的待在一起。沒有特別的手型，雙手自然下垂。站樁時心中無念無想，渾然與天地融為一體。

周老師曾勉勵：「長生無妙藥，只在一靜中。你現在承受的病痛，都是過去起心動念所造；將來所擁有的健康，都是當下舉手投足，積極練功修行而來。」

我自己站樁有許多反應，一開始會打嗝、排氣、流鼻涕、排痰、大汗淋漓。有一次隔很久沒練，一下子站太久竟然頭暈了。老師安慰說休息一下就好了，要繼續堅持下去。那個時候身體還是太虛了。之後，這些反應慢慢消失，汗也從大汗漸漸轉成微微出汗，有時候站著就感覺汗如珍珠一樣沿著某條經絡緩緩流下來。我開始由站樁半小時加長為四十分鐘，然後一個小時，不斷練習「守中」。

有時站樁狀態好，發現一個小時一下子就過去了，渾然不覺。

身體也出現許多變化：身體站一站會自動微微的調型，不再需要老師來幫我調整。站到一個階段，就會全身熱氣蒸騰，有一種強烈的蓄氣感，因為站樁可以「煉精化氣、煉氣化神」，幫助養陽氣、養神，讓我們先回神再守神。

有一段時間，明顯發現身體開始排寒氣，從手排出，所以手特別冰涼。之前大家都笑我是「冰美人」，或是夏天人體自帶冰箱，因為身體太寒了。有一次站樁非常明顯，彷彿兩手插入兩個裝滿冰塊的大冰桶一樣，時間長達半小時，真是神奇，自己也被嚇到，但是也感到欣慰。身體裡蓄積的寒氣終於逼出來，或者準確的說，是自己排出來了。

每個階段站樁都會有不同的反應，但是不管站樁中身體有任何狀態，都不要害怕、依戀，或是心慌，周明老師說過「不疑不懼」是關鍵，不起疑心、不生煩惱，過去了，就好了。

我一直認為，站樁就像是站著冥想或是站著打坐（standing meditation），最終目的，就是讓我們去感受身體溫度變化、氣血充盈與否、肌肉鬆緊程度，以及念頭起落對身心的影響。

之前我喜歡去道院，去廟宇修行，站樁以後才知曉：身體就是一行走的廟宇，動靜之間，我們與之和平相處、不斷的覺知、不斷的修復、不斷的療癒。

（注：如果希望達到去病或長時間站樁，請上過站樁課調型後再自行練樁。）

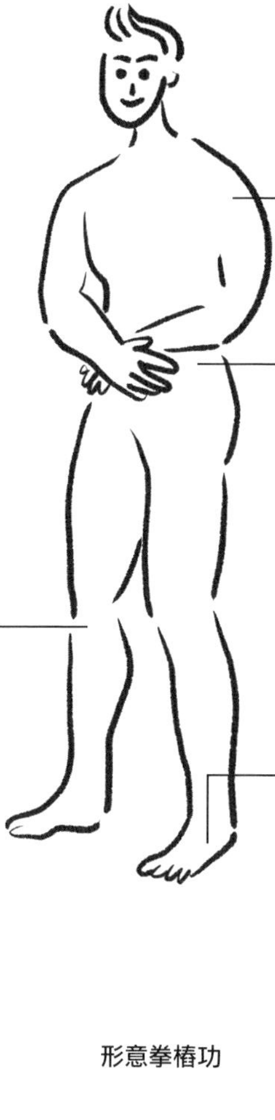

形意拳樁功

17 最高級食療：不想吃什麼就不吃什麼

療癒的道路上，許多人會問：「若要身體好，到底該吃什麼？」比較少人會問：「想要身體好，應該不要吃什麼？」

我剛開始看中醫時，徐大夫給我一串長長的清單，羅列絕對不能吃的東西。大方向就是不吃生冷，包含牛奶、水果、冷飲、綠茶、海鮮。因為憂鬱症就是寒氣入心，心寒了，怎麼還能吃寒涼的東西呢？我們都說做人要「熱心腸」，治療的目的不就是讓心腸熱起來嗎？再吃冷的，不就白浪費扎針了？另外黏滑食物如粽子、年糕、湯圓我也盡量少吃，因為難消化。為了幫助消化系統，盡量吃已經發酵的食物，如豆豉、納豆等。

之後，等我慢慢站樁、治療，我發現，身體的覺知回來了。我不需要再等老師醫生吩咐，就知道我不想喝綠茶，因為喝了會胃寒；我不想喝牛奶，改喝米漿或是豆漿，因為喝了牛奶覺得不舒服。

有一次，我跟一位名人一起用餐，大概有九道菜，樣樣可口，可是因為我不吃生菜，沒有把沙拉吃完。我可以感受到大家異樣的眼光，似乎是說這人真浪費，怎麼這麼貴的有機沙拉竟然不吃完，但我就是不吃。因為我知道我的身體能承受什麼，不能承受什麼，我愛護我的身體。

佳餚能療癒身心

吃是門大學問。最高級的食療，不是等別人告訴你今天該吃什麼，不該吃什麼；最高級的食療，不是吃五星級、米其林大餐。最高級的食療，是聆聽自己的身體，讓身體告訴你今天該吃什麼，不該吃什麼。什麼才叫營養？最適合自己的東西最營養——當然這必須在身體健康的前提下。

我的媽媽和奶奶都很會做菜。奶奶吃素，活到八十六歲，一天到晚還喜歡學習如何做好吃的素菜。據說我外婆也很厲害，麵食更是她的強項，不過外婆太早去世了，所以我完全沒口福。

九歲時，我上美術課不小心割斷手指，進手術房時，醫生說還好骨頭還沒斷，但是肌腱斷了，可能永遠不能彈琴。後來手雖然康復了，但也嚇得我媽媽沒讓我做過一天菜。

剛到美國的時候，年紀還小，一個人傻傻的，宿舍也沒廚房，為了省錢和搶琴房，我告訴父母不要浪費錢買音樂院提供的自助餐廳餐費，我每天到學校地下室量販機，買一塊美金的微波漢堡充飢。那個漢堡麵包吃起來就像嚼橡皮，我就和著眼淚囫圇吃下，然後趕著去練琴，練到學校關門才回宿舍。

我曾分享過這個例子，朋友都覺得我好可憐，我卻一點感覺都沒有。直到修身後才恍然大悟，真是太虐待自己的身體了。少年時期應該好好照顧自己的身體，卻把胃吃壞了，真想把當初吃的那些垃圾食物全部吐出來。

當下我理解，心跟胃可能是相連的：食物本身可以帶來療癒功能。反之，當一個人長期吃不到想吃的東西，後果可能不只是身體的崩壞，更有可能是心靈的損傷。

皮克斯動畫電影「料理鼠王」裡，有個人人懼怕的美食評鑑家安東，他很瘦，臉色暗黑，看起來非常嚇人，只要安東吹毛求疵批評一家餐廳，那家餐廳就倒閉。但是當安東吃到料理鼠王做的普羅旺斯燉菜，美味可口的佳餚一下子勾起安東小時候對媽媽的甜美回憶，療癒了他的內心。最後，安東下筆，第一次寫了一篇讚賞料理鼠王的評論。片尾結局，安東不當評鑑家了，每天來料理鼠王的餐廳開心吃飯，臉變得白嫩圓胖，人也非常和氣。

恢復身體的覺知

厭食症怎麼來？就是從吃了不開心的食物開始。可能是食物不適合你，也可能是跟你一起吃飯的人讓你不開心。出現這種情況，一定要通過治療，讓食欲恢復以後再進食，而不是硬逼迫自己吃東西。

吃飯的時候，千萬不要吵架，或是數落家人，這樣吃下肚的食物簡直就是毒藥。同樣的，已經不高興了，就絕對不要吃飯。

最早聽到這樣的理論，是我正準備去香港長住時。臨走前，我問徐老師要注意什麼，才能保證自己的健康。老師什麼都沒說，也沒交代要吃什麼藥、吃什麼食物、做什麼運動，只輕輕說了這麼一句話：「不高興的時候，不要吃東西。」我很不解。如果正在生氣，我一定要大吃特吃一頓，才能療癒解恨啊。

但其實，如果剛跟老公吵架，或是被老闆罵、小孩惹你不高興，正在氣頭上，馬上吃飯等於自尋死路。為什麼？中醫五行裡，肝屬木，而脾胃屬土，木克土導致生氣之後消化功能不完善，歐迪括約肌痙攣，膽汁、脂肪酶、澱粉酶、胰蛋白酶無法正常運作，這時如果大量食物進入消化系統裡面，他們就會自行發酵產氣，導致小腸變粗，往前鼓脹，兩脅上翻脹痛，最後導致胃脘痛等不良症狀。

大家都聽說過已逝的黛安娜王妃曾患暴食症，這真是最傷身體的疾病。病人自尊心會一落千丈，但又無法克制自己暴飲暴食。吃完以後，再靠催吐或是嘔吐維持體重，惡性循環使病情不斷加重，消化系統和心包系統一起損傷。大家一定要記住：生氣或是不高興時，即使吃飯時間到了，也絕對不可以吃東西。

我們經常迷信一些養生理論，比如說定點吃飯，或是一天喝八杯水。問題是，如果剛剛生氣了，根本吃不下，還要強迫自己中午吃東西，這不是傷身嗎？每天喝八杯水也是，若身體虛弱，三焦水道根本無法負荷過多的水，這時再喝水，就是傷腎、喝毒水了，所以會出現水斑、腸鳴音等，因為身體根本無法吸收喝下去的水。

另外，男孩女孩不要隨便減肥，脾胃消化系統和心氣相連，如果沒有在醫生專業指導下減肥，就容易傷到心氣，反而可能造成憂鬱。

我們喝的水，或是吃下去的任何食物，都帶有其能量和信息；什麼人準備的食物，也帶著那個人身上的能量和信息。我們一定要恢復自己身體的覺知，就會慢慢清楚什麼時候吃什麼東西最適合自己，而不是盲目聽從他人。

學習中醫之前，綠茶紅茶到底什麼區別，我是全然搞不清楚的。跟御品閣桃子老師上了茶課後，有一次出差在五星國際飯店喝茶，他們說是雲南的昂貴普洱。我喝了一口，覺得像在喝洗抹布的水，就不喝了。以前無知無覺，大概還會想說茶這麼貴，而硬逼自己一口一口喝完。

隔天換了一位女孩泡茶，她說是廈門的普洱。我覺得好好喝，然後開始發熱出微汗。之後除非那個小女孩在，不然我不喝別人泡的茶。

令人懷念的三頓飯

當我的身體覺知回來了，當我的心安住在身體裡了，吃什麼都是香的。最好的食物療法還是：好心情吃飯，跟喜歡的人在一起，吃什麼都療癒。如果要我回憶我吃過最香的三頓飯，分別是：日本的湯、法國的前菜、台灣的家鄉菜。

東京之夜

有一年在東京，先生很興奮的告訴我他在表參道找到一家全素的餐廳。他十幾歲就吃素，我們每到一個新地方，基本上第一要務不是工作或玩，而是吃。那天晚上，我們是第二組到店的客人。乾淨舒服的小店，暈黃的燈光，淺色全木式擺設，開放式廚房。望著大廚和他的三個助手，以極為認真恭謹的態度，親自料理每一道菜。日文菜單自然完全讀不懂，我回頭看著隔壁桌，比手畫腳告訴服務生我們也點同式樣可否。

接著，在完全沒有預期，根本不知道自己點了什麼菜的情況下，第一碗湯上桌了。這碗湯，看似平淡無奇，卻清香撲鼻，粉白湯底飄著幾滴橄欖油，上面襯著兩片淡紫小花瓣。喝了第一口，彷彿全身觸電：若取為濃湯，口感卻拿捏得如此清淡爽口；若形容這味道是空靈，到舌尖的滋味卻又香醇濃厚，頓時理解了什麼叫淡妝濃抹總相宜。一口一口慢慢的品嚐，不禁向大廚微微一笑，期望這湯沒有盡頭。

如今，還是不知道這湯什麼名字，怎麼做的。如果沒有聽錯，服務生婉轉的用英文解釋這湯是 Radish Soup。蘿蔔湯能做成這味道，我願拜倒在一白蘿蔔下！

法國一日

我喜歡拉威爾、普魯斯特，痴戀法國已久，走在巴黎小石子道路，都覺得能滲出法國麵包的香味。到了陽光燦爛的南法，整個人心氣十足，每天吃好睡好，跟著向日葵的步調曬太陽，人生別無所求。開車到亞維農時，因為太熱了，我們衝到一家當地人推薦的小雜貨店吃飯。法國人叫小雜貨店，我覺得算當地簡餐店，在老教堂旁邊撐起大遮陽傘，賣的多是湯和前菜。

因為沒有很餓，所以只點了一份經典前菜 Caprese。藍天白雲下，黑色野餐方桌擺著格子餐巾紙和鮮紅的碗，裡面是嬌豔欲滴的紅番茄，配純白的莫札瑞拉起司、青蒜醬，和一朵翠綠的羅勒花。預料到法國人做起司的硬功夫，想來這前菜光吃起司應該就有八十八分，結果卻令我驚豔！

我要強調的是：番茄！那紅番茄，天啊，入口即溶，香的鮮的嫩的我覺得這輩子吃的番茄都不配叫番茄。哦，原來番茄你吃起來應該是這味道，我之前都錯怪你了。剛好藝術節開幕，一邊假裝優雅但是其實想一口氣吃個精光，一邊還有美麗的法國演員上前攀談微笑，輕聲細語推薦我們晚上去看他們的戲劇演出。原來，這才是法國人生！

台灣一幕

在紐約百老匯，美國劇作家桑頓・懷爾德（Thornton Wilder）一九三八年的作品「我們的小鎮」（*Our Town*）曾深深觸動我。這部戲演到第三幕結局最高潮，是一再尋常不過的場景：女主角十二歲生日，早上起床走下樓，看到媽媽正在廚房準備早餐，爸爸從外地回家備著禮物等她。沒有台詞，沒有聲響，偌大的劇院只聽到培根在油鍋裡煎炸滋滋的響，空氣中泛著早餐的味道，還有全場觀眾低低的啜泣。因為女主角已難產去世了，這是她死後唯一一次穿越時空。她選擇回到她童年記憶中，美好的一日。

最後，女主角說了一句著名台詞：「真的有人懂人生嗎？懂得活在當下的每一分鐘？（*Do any human beings ever realize life while they live it?—every, every minute?*）」

我已經好久好久沒有想起台灣的家鄉菜，或許十五年？連味道都藏在心底快記不起來了。但是最近又非常清楚，能穿越時空聞到家鄉菜的香味。這不是一頓飯，而是很長一段時間中的每一餐晚飯，是我和弟弟小時候，每天放學回家，奶奶準備好材料，奶奶跟媽媽合作煮好的晚飯。晚飯快好的時候，爸爸下班回家，五個人就圍著飯桌一起吃飯，聊當天發生的趣事。

如果要問我具體吃了什麼好料，我也不記得了。不就是台式家常菜嗎？味道呢？什麼佐料這麼香？我也不知道如何描述。家的味道，和諧的味道，奶奶和媽媽愛的味道。就是這麼微不足道的一餐飯，令人魂牽夢縈。

我離開台灣以後，想吃，卻再也沒吃到了。

食物的屬性

主食		肉類	
種類	對應臟腑	種類	對應臟腑
麵條小麥	補肝	羊	補肝
黍（黃黏米或高粱）	補心	雞	補心
小米	補脾	牛	補脾
稻子	補肺	鴨	補肺
豆子	補腎	豬	補腎

民以主食為天，吃飯一定要吃主食
心火過旺的人少吃雞肉、味精、枸杞、過鹹

18 情緒真是世界上最沒有用的東西？

在厚樸教我書法的徐老師五十幾歲，是中醫高手，皮膚非常細緻，臉上沒有皺紋，看起來非常年輕。許多同學總是鬧著問老師，女人年輕的祕訣是什麼。有一次，一個同學練字練了很久，還是寫不好，非常生氣。老師微笑說：「何必跟自己生氣啊，情緒是世界上最沒有用的東西。」

這麼不經意的一句話，就這樣印在我腦海裡。我心想，難道這是女人年輕的祕訣？

金庸《神鵰俠侶》的女主角小龍女，從小生長在古墓派，他們的養生口訣是

「心如止水：少思、少念、少事、少欲、少語、少笑、少愁、少樂、少喜、少怒、少好、少惡。」小龍女謹遵師命。不過這樣下去，不就是個冷冰冰的活死人嗎？生活還有什麼樂趣可言？難道，這就是書法老師所指：情緒是最沒有用的東西？

情緒動盪的影響

中醫裡提到病邪有六淫七情。六淫是外在可能造成我們生病的因素：風、寒、暑、濕、燥、火；而內在影響健康的有：喜、怒、憂、思、悲、恐、驚。每一種情緒都對應著一臟器。《黃帝內經．素問．陰陽應象大論篇》說，「肝在志為怒，心在志為喜，脾在志為思，肺在志為憂（悲），腎在志為恐。」

如果一個人總是帶著某種情緒，就可以考慮這個人是不是某臟器有了問題。比如說《紅樓夢》裡最令人惋惜的林黛玉，一出場就是眉尖若蹙、身體柔弱，因其孤女身世，令黛玉總是多愁善感。當春天萬物復蘇、生氣盎然的時候，黛玉卻一個人跑去葬花，傷春悲秋，留下了最有名的黛玉〈葬花吟〉詩：

儂今葬花人笑痴，他年葬儂知是誰？
試看春殘花漸落，便是紅顏老死時；
一朝春盡紅顏老，花落人亡兩不知。

她總是環繞著悲傷，悲這種情緒對照著肺，最後黛玉咳血而死（肺病。怒：肝、喜：心、思：脾、悲：肺、恐：腎）。

情緒的英文是emotion，仔細看這個字，是motion（動力），前面加了個e，所以其實情緒背後也是有動力能量在支撐的。當人有大幅情緒波動時，其實可能比在外面種一天田或勞動還傷身。又比如人一緊張或一生氣就手腳冰涼，都是動了情緒之後，氣血無法調動供應，所以四肢冰涼。

當人一動了情緒之後，身體都會留下蛛絲馬跡，而有覺知的中醫就會在身體上直接找到對應的穴位，進而幫助病人緩解情緒波動造成的刺激。有一次我去做手法治療，手法老師一上手就說，「喔你跟你媽媽吵架了？」我嚇了一跳：「您怎麼知道？我自己都還沒感覺到呢。」老師笑著說：「身體不會騙人。」

如果身體沒有自覺，或是不斷壓抑自己的情緒，那麼這些負面情緒就會不斷積累在身體裡面。自己沒有察覺，又不去找高人治療，那麼長年累月下來，慢慢就形成疾病的根據地。

引導自己的情緒

情緒對應著不同的臟腑，而人體的臟腑又與人體兩套穴位：募穴和背腧穴相呼應。這些穴位，就是改變身體情緒負能量的最好幫手。

募穴通常在身體的陰面（前部），背腧穴在身體的陽面（背部）。如果想要藉由按摩手法，或是艾灸來治療某個臟器，從募穴下手是最快的，因為募穴是一個臟腑的重心，只要動一個穴位，就可以改變整個臟器的運行。

又，臟腑之氣輸注於背腰部的腧穴，如果此臟器有任何小問題，或希望緩解某種情緒，都可以在背部對應的腧穴找到關聯。很多時候，我們會發現背腧穴上穴位不通，有筋結、硬塊、條索、黑點，以及痛感等，這些都是紓解不良情緒，進而幫助恢復健康的好機會。

當一個人有了自知之明，能夠認識到情緒直接對身體的影響後，就可以盡量避

穴位表

對應臟腑	募穴	背腧穴
肝	期門	肝腧
心	巨闕	心腧
心包	膻中	厥陰腧
脾	章門	脾腧
肺	中府	肺腧
腎	京門	腎腧

免傷害。並不是真的要像小龍女一樣關在古墓裡與世隔離，而是當情緒起來的時候，覺知到：

1. 我現在不高興了。
2. 我明白不高興時，我的身體會發生什麼變化。
3. 我知道在身體上的對應穴位，來化解不高興情緒帶給我的傷害。
4. 下一次我會盡量避免這個可能讓我生氣的誘因。

有一次跟好朋友吵架，她說的話惹我生氣。不過因為我長期治療加上練功，我的知覺愈來愈敏銳，馬上感覺到我的期門穴開始疼，背後膀胱經上的肝腧也有了疼痛點。這時我就會用手法（第21章介紹神奇的手法醫療）來解決問題，自己在身體上操作，或是請老師治療操作。這樣不但心情會好轉，身體的負能量也可以馬上排出，不會積累。

過去，我面對情緒，往往是無知的，所以變成情緒的奴隸。我們一定要學會做情緒的主人，引導情緒，避免傷害。以下給大家提供三個步驟：

步驟一：覺察我當下的情緒已經升起。

步驟二：找到身體對應的痛點，對症下手來化解。

步驟三：盡量避免二度傷害。

讓情緒找到對的出口

其實情緒的出現，往往是因為接收到了某種強烈刺激。當這些能量信息傳導到體內，造成了波動，就成為情緒。

面對情緒，我們可能有些錯誤的觀念。比如常聽人說要「忍耐」，或「控制」情緒。問題是忍耐是意識層面告訴你要忍，不過身體很多時候不受意識控制。你一直告訴自己要忍要忍，卻忍出一身病，苦的是誰？情緒絕對不是忍耐就過得去，一定要身心同時調節。

有些人自己有了情緒，就向他人發洩負面能量。老闆今天心情不好，全公司變得氣壓低，大家都害怕隨時可能掃到颱風尾；爸爸今天上班開會不順利，回到家罵小孩、罵老婆發脾氣。像這樣的老闆，這樣的爸爸，他們都沒有理解到排解情緒的最佳途徑，是透過自身身體，而不是傷害別人。

這種不良發洩，其實對自己、對他人都毫無益處，只會讓別人與自己都不舒服。若已經被情緒傷害了，這時更應該關注自己。發洩在他人身上其實於你自身一點幫助也沒有。

有時我們還會想：情緒不能忍，又不好向他人發洩，那還能怎麼辦？不然就麻木自己吧。如果我都麻木不仁，任何情緒都感覺不到，那樣就不會受到傷害了吧？大錯特錯。

我剛到美國時，非常想家。白皚皚的雪地像是灑上了一層銀光，宿舍旁每一棟漂亮的大房子都點上了夜燈，燈火輝煌，但是沒有一個是我家。一個人想家的時候非常難受，於是我把時間填得滿滿的，不斷以工作學習麻木自己，以為這樣就不會這麼難過了。所以我從早上六點到半夜一點忙得像陀螺一樣，確保自己沒有任何時間和空間去思鄉。

其實這是錯誤的。當時我應該好好的調養身心、疏理情緒，而不是壓抑情緒、麻木情緒。因為這些情緒從來沒有離開過我，只是在身體裡面醞釀著、積累著，等待下一次，十年後的大暴發。

道

第三部

療癒之道

The Essence of Healing

19 太湖大學堂：江村市隱

南懷瑾老師生前在蘇州太湖湖畔設立了太湖大學堂，有禪堂、講堂，還有毗鄰的江村市隱，現在經常舉辦課程活動，推廣傳統文化。全真龍門派的傳人許理安道長就受邀在此講課。理安道長常住於道教聖地名山茅山，只有講課時會出山，每年夏天則到終南山閉關修行。

當朋友轉發道長蘇州開「原味呼吸」課程的消息，我第一個報名。後來回想，當時沒有任何猶豫，全心全意就是想上課，其實我根本沒見過理安道長。六月終於來臨，我第一次到蘇州。漫長旅途讓我又累又睏，我開始疑惑，為什麼要跑那麼遠來上兩天課？生平沒有見過道長，這個道長會是什麼樣子？

情緒從哪裡來？

週五下午六點半走進禪堂，第一次看到道長，竟然沒有任何的感覺和看法。從來沒有見到一個人卻沒有任何想法，好像掉進一團氣，或是雲霧裡。道長開始講課，我就閉起眼睛打坐聽課。

理安道長問了好多問題：「你為什麼來這裡？你在哪裡？你在做什麼？你的心在想什麼？你在你在的地方嗎？你和自己在一起嗎？你為什麼活？」

道長聲音慢慢的，但每問一個問題，卻彷彿霹雷聲，一次比一次響，震動著我全身細胞。之前在美國打話頭禪和默照禪從來沒有這樣的感受：我的後背手腳不斷發熱，但道長一連串問題又讓我深深痛苦，心窩一種想哭卻哭不出來的感覺。

第二天早上六點半，理安道長先帶領大家練習張至順老道長親傳的金剛長壽功法，九點繼續講課。道長帶著大家放鬆呼吸後，交給我們對治情緒的法門。

情緒是一表面現象，情緒其實來自「看法」。人為什麼有「看法」？「看法」是一套系統，條框、三觀、思維模式。這些思維模式的建立，源於每個人人生中不同的因緣與經歷。這些經歷，這些因緣，本無好壞。就像陰天或晴天，本無好壞。

既然「看法」沒有好壞，情緒本身就不是好事壞事，只要能夠讓情緒流動，就是好的。

情緒沒有好壞，那為什麼我們總說不要有負面情緒呢？其實，宇宙的本質是流動的，如果我生氣了，生氣不是問題，問題在於：我生氣後，短時間內阻礙了此流動。

如果一個人長時間籠罩在同一種情緒下，比如憤怒，比如哀傷，比如恐懼，那麼問題就嚴重了，因為代表身體長期淤堵。如果要使其流動起來，就要依靠更大的能量和更長的時間來清除淤泥。

對治情緒的法門

每個人都好比新出廠的機器人，在出廠前屬於我們的這套思維模式早已設置。我們沒有辦法改變他人的設置模式，就如同沒有辦法改變天氣一樣。下雨讓你感到不高興，難道天氣就會轉變成晴朗無雲嗎？不可能。

雖然不能改變他人，但是可以改變自己：我們可以不斷升級自己的「思維模式」，就如同手機升級一樣，不要一味固守僵化於過往的模式。

一個人為什麼會有情緒？絕對不是因為外界的人事物。我們的情緒源於對某人或某事的「看法」，這些根深柢固的「思維模式」，讓我們有了情緒。

我剛到北京時，出門常遇到塞車，一天只能開兩個會議，我就會很火大。是什麼讓我生氣？川流不息的車子嗎？使我生氣背後的「看法」是：紐約沒有那麼多車，也沒那麼大，一天可以四處跑，開好幾個會，為什麼我要搬到北京？

當我觀察到情緒背後的「看法」之後，我就能更深入分析：我真的生氣北京這個城市嗎？覺得北京比紐約差嗎？其實也不然。如果繼續一層一層抽絲剝繭，我會發現，生氣北京背後的「思維模式」是：為什麼我要為了我先生搬來北京？我先生為什麼看不到我的犧牲？

用這個方法觀照，我清楚發現，讓我生氣的，根本不是北京這個城市，不是塞車，不是跨國搬家，不是我老公——讓我生氣的是我自己！我根深柢固的「思維模式」，認為我先生必須要感恩我為了他做的犧牲，讓我每天如此生氣。真相大白之後，我也不那麼生氣了。現在不管再怎麼塞車，我在車上都非常平靜。

生氣之後怎麼辦？情緒來了，代表什麼？不要控制情緒，不要管理情緒，不要壓抑情緒，讓情緒流動起來。一個人生氣了，氣得跳腳、氣得臉色發白、氣得肝疼嘴苦，其實最後都不重要，這些可以從生理方面解決。重要的是，必須釐清內在到底是什麼「看法」讓我們生氣。下次生氣前，用對治情緒的法門，好好的調整情緒。

對治情緒法門：觀看情緒背後的真相，是一個人的看法、三觀、思維模式，人生各種因緣。從中醫理論來說，我知道掌管情緒的心包是保護心神的城牆；我知道生氣、憂鬱會造成氣血的淤堵，背離宇宙本質；我知道情緒來了，身體的種種反應以及如何面對。

聽完道長的情緒法門課之後，我終於明白，道家思維不僅教導我們如何從有形肉身化解情緒；最高級的境界，是不讓外在混亂的信息影響自己，最高級的境界是：根本不生氣！一個完全沒有「看法」的人，內心世界是非常穩定的，不會有大起大落的情緒。

你和自己在一起嗎？

之前我聽證嚴法師說過，一個人在人群中，依然要能閉關修行。多年來我一直疑惑，怎麼可能在混亂的人群中修行，不被外在信息影響？

多年後，我終於明白證嚴法師的深意：人的心神端坐在一呼一吸一息的鞦韆上，但是多數人找不到內心世界穩定的狀態，抓不住節奏，魂不附體，心不在身體的地方，所以必然痛苦。

如果讓外在信息亂了你的節奏，氣息亂了，情緒和思緒也亂了。人世間最重要的關係，是自己和自己的關係。把自己的氣場調好了，善待自己的氣場，人生就會一片祥瑞；生命和生命在一起，也不會混亂。如此人來人往，人前人後，都是閉關修行好時節。

我用理安道長的方法，終於瞭然，外在世界讓我們看到內心的賊！每一天、每一刻，慢慢覺察外在人事物如何影響甚至打亂我的氣場，也才赫然發現自己短短一天內生氣了四次，太驚訝了。平時自以為是個喜歡修行的人，沒想到竟然那麼愛生氣！

我開始一步一步審視：是對這個人生氣？這件事情生氣？還是對此人此事的

「看法」讓你生氣？一個沒有看法的人，內心穩如磐石。如果能夠探查到情緒背後的看法和真相，將問題理順解開後，再深深懺悔，還有什麼不能迎刃而解？

愛的陪伴

最後，我向道長提問關於家人情緒影響到自身情緒的問題。道長非常慈悲的開示：每個人都是行舟人，要如實感覺到情緒的波浪，感受勢的高低起伏。如果家人有情緒，我們可以提供愛的陪伴，靜靜感受他們的情緒變化，等他們心平氣和的時候，再幫他們用中醫手法按摩，好好聊聊。

道長開示的時候，我覺察到我的心縮緊，擁有一絲恐懼和悲傷。我學習用上述方法慢慢理順：為什麼道長要我感受家人的情緒變化，會帶給我痛苦？因為我有「看法」。我的「看法」是什麼？我的「看法」是：相親相愛的一家人，為什麼不能和平相處彼此尊重？為什麼有時候愛，卻帶來了相互折磨？如果家人自己的節奏一團亂，為什麼要來干擾我的小宇宙節奏？

我的「看法」沒有好壞對錯，只不過是「看法」而已，「看法」來自過去的因緣，誠如我的家人也有他們生命的軌跡和因緣。

這麼多年來，我逃避自己，逃避跟家人相處，每次回家沒幾天就想逃，彷彿只有離開我的原生家庭，才獲得真正的自由。我把自己的悲傷封閉起來，遠走高飛；我走遍了千山萬水，卻再沒有家的感覺。

道長說，「已經發生的事情，本來就應該發生了。」情緒的方便法門，讓我終於可以跟家人和解。我一個人在禪堂用方法，想像他們最後一次爭吵時，我在一旁，靜靜的觀照，看著他們生氣、吼叫、心灰意冷的臉孔、麻木的眼神。我不再躲閃、我不再害怕、我不再無助，我可以徹底的、盡情的、全心全意的面對、釋放多年來封鎖、不再流動的情緒。

我可以在情緒的大海中溶入、流動，在喜怒哀樂對錯中浮沉，但不淹滅。我哭著哭著，突然感覺到一股熱流從沖脈（身體腹部兩側、前正中線任脈旁開0.5吋）流向小腹，彷彿身體隨著流盡的眼淚，同時打開了多年的淤堵。

等我平靜下來，我終於知道，家人是我生命中寶貴的試金石；我第一次窺探到，情緒的規律以及其背後的真相。

課程結束，才是考驗真正的開始。我坐在太湖邊的石頭上聽湖聲。有時急，有時緩；有時浪大，有時風平浪靜；湖畔人聲喧擾，但慢慢的他們又會一一離去。把身體交還給身體，跟著太湖的節奏走，我知道，流浪生死的當下，我又獲得了更高維度的自由。

20 你痛苦，是因為你有病：情緒養生

從蘇州回來以後，道長讓我的一個中醫同學找我諮詢。同學是一個超級勤奮練功的好學生，每天都要練功一小時，是班上的模範。不只如此，她還很希望老公一起練。

她跟我哭訴：「我老公身體超級差，每天下班回來就是看手機打遊戲。我跟他說練功的好處，聊一聊我學到的養生知識，他都不理睬我。如果被我弄煩了，他還會轉頭來罵我說，『學養生有什麼用？你一個人花那麼多錢，還要我跟你一起學？』我真的好痛苦，覺得我們兩個根本話都說不到一起，吵架的時候，一些可怕的想法、離婚的念頭都會冒出來，我該怎麼辦？」

我決定用道長的法門來跟同學分享如何度過情緒難關。當情緒升起時，盡量不要滯留在情緒中，而要試圖看到情緒背後的真相。

痛苦時，停下來想一想

真相是什麼？是夫婦兩個人背後，截然不同的「看法」和「思維模式」。在同學眼中，中醫養生幫助了她，她覺得這是世界上最好的一套功法，當然希望最親愛的人，她的老公，能夠受益。她覺得自己用心良苦，老公卻不領情。她學習得如此認真，漸漸看到老公身上許多之前沒看到的問題。她一心認為練功可以幫助老公恢復健康，所以苦口婆心的勸導老公。

在同學老公眼中，他也有自己的看法。他可能認為他支持同學自我成長、自我進修，但是他不希望同學對他的生活方式指指點點。他或許不認可中醫養生，因為他的成長環境中沒有這樣的因緣。他或許認為同學變了，學習之後的她只會指責別人。他或許認為錢應該花在買遊戲娛樂，而不是養生之道上。

這些都是同學和她老公的「看法」。兩人的思維模式雖然不同，但是沒有好壞對錯，沒有誰高誰低。因為不一樣的看法，同學有了沮喪的情緒，她老公有了生氣的情緒。這樣的情緒是可以避免的，因為兩個人，是兩個不一樣的因緣系統。我們不需要改變彼此，就像我們無法改變天氣。

如果可以認知到這一層面，他們的爭吵就會減緩。如果能夠看清情緒背後的真相，同學就知道，爭執其實毫無意義，她和老公都是無辜的，而負面情緒反而違反中醫養生的真諦。同學聽了之後直說感謝，她終於了解情緒背後的真相。

為什麼我的同學在還沒釐清情緒真相前，活得那麼痛苦，甚至想要離婚？為什麼我之前憂鬱症到想要自殺？當我們活得痛苦時，一定要記得停下來，想一想，出了什麼問題？

我們活得痛苦，因為我們有病。我們活得痛苦，因為我們不會情緒養生。

情緒養生

一切病由心起，而我們的心，最容易讓情緒迷亂。一旦情緒上升，身體必然會受到負面影響。身體的苦痛又會導致情緒低落，如此惡性循環，永遠不得解脫。所以每個人都需要情緒養生。情緒養生的重點為：

1. 每時每刻覺察自己當下的心境。
2. 當情緒升起時，不要壓抑、不要麻木、不要控制、不要管理，情緒不會讓你管或是控制，如同天氣一樣。接受情緒，讓情緒自然流動起來。
3. 察覺情緒背後的真相：是看法，是思維模式，是因緣。
4. 觀察身體穴位是否已受到情緒影響，自我治療或是找醫師手法治療（21章）。
5. 重複練習以上四步驟，慢慢學習，做一個沒有「看法」的人。這些人內心世界非常穩定，不會有大起大落的情緒，身體也會非常健康。

常聞生氣是萬病之源，愈不容易生氣的人福氣愈深。到底為什麼呢？其實女性很多癌症，比如令人聞之色變的乳腺癌、子宮癌等，都是因為情緒或是生氣引起的。

不論是生悶氣、怨氣，或是怒氣，都是能量鬱結於體內，開始糾結周圍物質，從無形的悶氣轉化為有形的毒物，殘留在子宮或乳腺，變成了節結、肌瘤、腫瘤。所以一定要學會生氣之後如何化解，讓毒素、負能量、悶氣泄出來、排出來，疏肝理氣，宣通筋絡，就沒事了。生氣時，可以這樣自我保健：

1. 自己輕柔的按摩天池穴、極泉穴。
2. 按摩足厥陰肝經的太衝穴。
3. 女性月經期間不要生氣，不然容易造成經血淤堵。

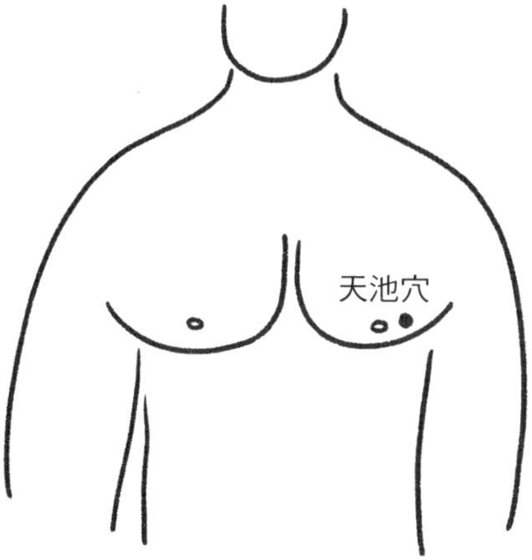
天池穴

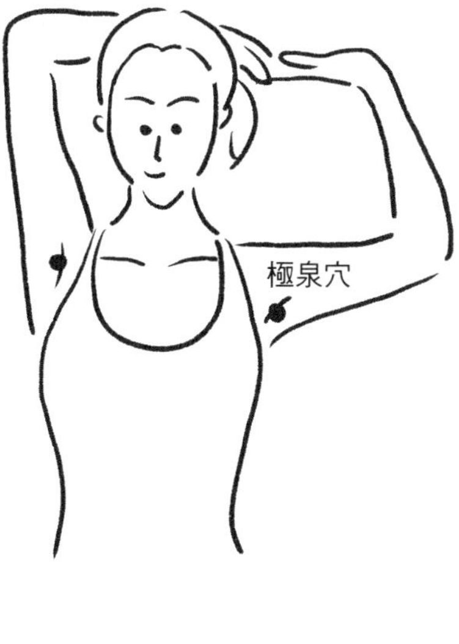
極泉穴

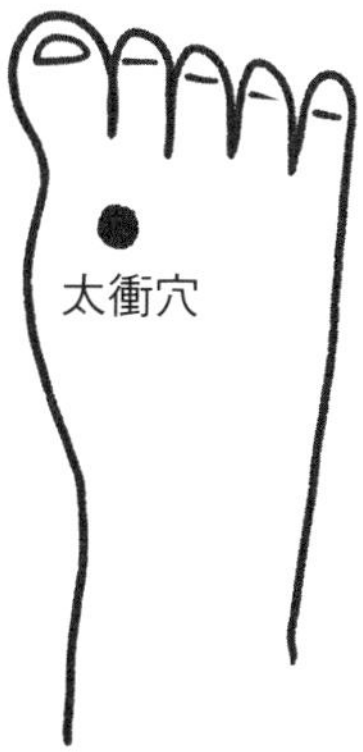
太衝穴

另外，還須身心雙向調節，適當運用情緒法門，盡量少生氣。健康的人情緒總是穩定的；而情緒穩定的人，身體也都不會太差（除非他是用意識來不斷壓抑或是管理情緒）。

有一次我到矽谷出差，路上我導航錯誤，一場重要的會議眼看就要遲到了。我心想完了，一定會被開車的同事罵得狗血淋頭。沒想到同事非常冷靜，不但沒有對我發火，反而自己找到正確的方向，最後準時抵達。我頓時對她刮目相看。

事後我問她：「你那麼辛苦開車，我卻連導航都沒做好。我害大家差點遲到，為什麼你沒有對我怒吼發脾氣呢？」

「那種時候對你發脾氣有何用處？又不能改變什麼。不如把時間和精力放在尋找正確的方向。」

一個情緒平穩的人，不僅自己舒服，周圍的人也舒服。

情緒是無辜的

迪士尼二〇一五年的動畫片「腦筋急轉彎」，講述五種情緒對小女孩萊莉成長過程中的影響。這五種擬人化情緒分別為：樂樂（Joy）、憂憂（Sadness）、怒怒（Anger）、厭厭（Disgust）和驚驚（Fear）。或許迪士尼公司編劇也學過中醫五行的原理？

在電影中，樂樂一直認為自己是萊莉生命中最重要的情緒，必須有樂樂，小女孩萊莉才能活下去。而憂憂只會害萊莉不高興，充其量是個配角。直到電影結尾，樂樂才發現，憂憂很重要，憂憂帶領萊莉獲得父母的諒解，讓離家出走的萊莉得以返家。

不管是樂樂或是憂憂，開心或是煩惱，生為人都會有情緒。流動的情緒是自然的，如同流動的音樂，沒有一秒鐘是停滯不前的。情緒不是沒有用的，情緒其實是保護我們的大護法，讓我們在受到外在刺激時得以抒發。就像身體覺得冷了會加一件衣服、熱了就少穿一點，情緒亦然：高興時不要樂極生悲，狂喜暴樂而心氣渙散；傷心時不要沉溺在悲哀中，無法自拔，確保不走極端，不失衡，情緒可以幫助我們了解自己。

情緒是無辜的，開心或煩惱皆是無辜的。只要我們自然的、純粹的，讓情緒流動起來，一定能夠慢慢走向輕鬆、自在、健康的身體。

而且要注意，不要被他人的情緒帶上歪路。和親密的家人或朋友相處時，更要注意自己情緒的穩定。有一次我打電話給朋友分享所學，覺察到差點分別被帶進朋友的情緒中。其中一位充滿不屑的口吻說：「這個理論很了不起嗎？」另外一位驕傲的說：「情緒管理我早就會了。」他們的態度，都差點讓我也有了情緒，想跟他們說：「我說的不是情緒管理，是情緒養生。既然你們聽不懂，那我們就不用再談下去了。」

當我覺察自己的不舒服情緒，我馬上回到自己，平靜的繼續跟他們互動，試圖聆聽、感受他們的情緒變化。朋友驚覺到我的微妙轉變，語氣也變了，甚至願意聽更多關於情緒養生的細節。

如果每天都能情緒養生，我們一定能更加穩定、善待自己的氣場。當我們愈穩定，頭腦就會愈清晰，觀察力愈敏銳，也就能用更溫柔、舒服、平和的方法愛自己，還有愛身邊的人。

21 人生是享受，不是忍受：宮廷理筋術

哈佛大學的薩穆拉德教授（Elvin Semrad）曾經說：「療癒不是紙上談兵，療癒是自身經驗的積累。只有當你誠實面對自己的身體臟腑狀態，你才可能真正掌握人生。」這和中醫治療的思路不謀而合。

修道的古人認為，正身，就是調型，調整身體。如果型體不正，氣血可能通暢嗎？如果氣血不和，又如何養神？如果沒有一個歡喜的身體，放鬆的臟腑，我們又怎麼能喜悅面對人生？「形者生之舍，形之不存，神將焉附？」形體正了，血液循環越發舒暢；反之則身心發緊，氣血阻塞，愈活愈累。

宮廷理筋術

調型首推手法治療，透過調型直接調神，是最高級的治療。也因此，手法治療被推崇為中醫六藝中首選。手法治療的最高境界是宮廷理筋術：不需要任何媒介，不需要食物或是藥物，艾條或針，只要一雙療癒的手，就能手到病除。宮廷理筋術掌握調形、調身、調心的精髓，但是對治療者本身的功力要求非常嚴格。

身體各關節與脊椎的間隙，與身體的通透性有關，宮廷理筋術就是這麼一套技巧派療癒方法，幫助人體恢復健康。宮廷理筋術源於清代上駟院，是歷經好幾代御醫經驗所創的手法治療。

宮廷理筋術與其他手法治療最大的不同在於「輕柔」。一來因為過去是為皇上治病，手法太重性命可能難保，施術者必須談笑自如，舉手投足間輕而易舉就把病治好。二來是肝主筋，而筋以柔韌為常，治療必須以柔治剛，如果手法粗暴猛烈，將適得其反。

傳說當年皇帝騎馬受了傷，所有太醫都沒辦法治好。這時上駟院一個蒙古人勇敢站出來說：「我能治。」皇上不信，但是四處尋醫問藥都治不好，又痛得別無他法，只能勉為其難答應，沒想到這個人居然三兩下就幫皇帝治好了。皇上自然大喜，問他要什麼獎賞。

這位大夫說：「我什麼重賞都不需要，只求您讓我開個學校，把我這套功法傳承下去。」因此皇帝准許上駟院成立醫療機構，隨時為皇帝、皇宮人士服務。所以必須是皇室成員，才有資格接受宮廷理筋術治療。如果要拜師學習宮廷理筋術，上三旗子弟才有資格，所有教學法皆是口傳心授。

我記得第一次去找宮廷理筋術第四代傳人隋強老師治療，老師很嚴肅的跟我敘述宮廷理筋術的歷史由來，並且說：「其實你沒有資格來學習，或是接受宮廷理筋術的治療。」（宮廷理筋術一直是祕傳，直到一九五八年劉壽山劉老出任北京中醫學院主任，收漢人臧福科臧老為徒，臧老再收隋老師為徒，這套方法才傳出來。）

隋老師的一絲不苟讓我嚇了一跳，頓時想起道家《黃帝內經．金匱真言論》有一句話說：「非其人勿教，非其真勿授。」道家很講規矩，不能隨便授課，老師還喜歡挑學生，只有遇到合適的人，才會傾囊相授。

輕柔的手法治療

第一次見到隋老師，覺得老師似乎不是一個屬於這個世代的人，笑起來露出牙齒，像個孩子一樣，非常純樸。人高大，身形端正，衣著普通，如此貌不驚人的醫生，竟是宮廷理筋術傳人？隋老師是個工作狂，一年三百六十五天除了過年都不休假，但看起來卻精神奕奕，不知有何養生祕方？

老師笑了笑，送我蘇東坡的四句話：「無事以當貴，早寢以當富，安步以當車，晚食以當肉。」老師的解釋就是：「遇事不怒，勞逸適度，堅持走路，基本吃素。」

治療診室裡掛著一幅英挺大字：「手不虛動，下必有由」（原文是「翰不虛動，下必有由」，為王鐸描述寫字的境界，此處說的是手法，因此借用為「手不虛動」），還有古琴的琴音。焚香裊裊盤旋，傳出一股淡淡的白茶香氣，白色純棉的四方布治療巾折疊得整整齊齊，人一到就心平氣靜。

第一次治療過程，一點痛苦都沒有，讓我非常訝異。我已經習慣了扎針痛到生不如死，有時都懷疑，如果生而為人要忍受這種痛，為什麼要活著？至於手法治療，過去我都以為力要愈重、愈痛，才覺得有效。難道，這種輕柔的宮廷理筋術，會有療效？

隋老師笑著跟我講解：「使患者不知其苦，方稱為手法也。」原來，在《醫宗金鑑．正骨心法要旨》中早已記載，要使患者不再感覺到痛苦的當下，還可以治病，才是真正的手法。

我們不是都學過「吃得苦中苦，方為人上人」嗎？如此柔和的手法治療，難道柔能克剛？滴水穿石？隋老師說，如果用強力蠻力，會加大肌肉的對抗，導致肌肉僵硬，反而作用力會更表淺。肌肉屬於黏彈性物質（viscoelasticity），「欺硬怕軟」，溫柔的勁力能夠滲透更深遠，療效更持久。

我因為多年拉琴，加上剛到美國時，為了保護琴，在雪地中摔個四腳朝天，腰部早有舊傷。四處尋醫都說腰椎弧度已經沒有辦法改善，腰三橫突綜合症和腰肌勞損無法復原。每次搭長途飛機，到最後幾小時都痛不欲生。但讓隋老師治療大約五次後，我飛美國時發現，腰完全不痛了。我太驚訝了！在老師手下，長達十三年的功能性腰痛也能復原。

治療是享受，不是忍受

我問隋老師，之前聽說一位所謂名醫，力氣大到把女性朋友按得齜牙咧嘴。治療到半途，朋友說，「不好意思大夫，我受不了了，不看了。」

隋老師說：「身體比我們有智慧，不能以粗暴的手段來對付身體。治療不是讓病人忍受，必須讓病人享受才可以。」

治療變成享受？從來沒有想過。現代人連自己想要什麼都不知道了，享受二字談何容易？當身體早已麻木不仁，手法治療當然需要力氣愈大、出去吃飯當然需要口味愈重、聽歌看電影當然需要刺激愈強，人才有感受。長期在這些重度刺激下，人體自然療癒的系統早已瓦解殆盡。但是隋老師手法的神奇之處，就在於喚醒身體深層對觸覺的依賴和信任。

美國生化科學家羅夫（Ida Rolf）認為，手法治療可以療癒身體各處內部隱藏的精神壓力，可以化解這些過往的精神疤痕，讓身心恢復平衡。佛家的六根「眼、耳、鼻、舌、身、意」中，最容易被忽略，但也最重要的「身」，就是身體感知和觸覺還原。

宮廷理筋術之手法治療，讓我彷彿通電一樣，靈光乍現。或許，怎麼學會享受身體、呵護身體、供奉身體、喚醒美好的觸覺，會是憂鬱症療癒的康莊大道。

如果身體每時每刻都處在快樂享受中，而不是在痛苦忍受，還有什麼好憂鬱的？我的人生，究竟是要享受還是忍受？當天治療回家，我全身發熱，督脈一直跳，這些是以前接受任何治療後，從來沒有過的感受。

放鬆要鬆到臟腑

隋老師囑咐我：「你要學會觀察人放鬆的狀態，不只看外表，而要看到內在，看到臟腑真正放鬆下來時，一個人的狀態。放鬆是一種享受，你要學會在治療的時候也完全放鬆。」

我趕緊跟老師報告：「我已經站樁多年，早就會放鬆了！不過不知道為什麼，手還是熱不起來。」

隋老師撇撇嘴，直視著我：「你站樁時並沒有真正放鬆。」

我很不服氣，隋老師只見過我一次，又沒有看過我站樁練功，怎麼會知道呢？殊不知隋老師只要看到病人走進診室，就知道這人身體哪個部位有什麼問題，更別說放鬆不放鬆。

老師繼續教我：「如果你站樁可以渾身放鬆，一天只需站二十分鐘，效果會完全不同。我一站樁，五分鐘就腳底心湧泉發熱冒汗，像站在燙石頭上面，完全站不下去。只要你學會放鬆，你的手就會慢慢熱起來。」

哇，我在太陽底下曬背，站個兩個小時也站不出腳底心發熱。看起來，放鬆的路徑非常漫長，我還必須深入學習。不過隋老師的話也帶給我鼓勵。我一直以為我的手涼、憂鬱症屢犯，就是因為氣血虛弱，或是我寒氣內盛，導致療癒過程如此緩慢。

現在看來，只要我學會放鬆、享受人生，完全有能力治癒自己。

（注：如何選擇宮廷理筋術和下一章節提到的振腹療法大夫？接受宮廷理筋術和振腹治療前，請先確認醫生其師承流派、行醫年資，還有手掌溫度。）

22 振腹療法：肚子是身體的大戰場

Life is about rhythm . We vibrate, our hearts are pumping blood. We are a rhythm machine, that is what we are.

—Mickey Hart

生命是節奏。我們振動，我們的心臟不間斷的供血。我們是振動節拍器，這就是生命

——米基哈特

有一次，我觀賞俄國指揮家葛濟夫在莫斯科演出柴可夫斯基的〈胡桃鉗組曲〉，在弦樂器進入抒情的浪漫章節，我注意到葛濟夫的手腕非常放鬆，鬆到一定程度後，開始靈活振動。我從來沒有看過這樣的指揮手法，大吃一驚，同時覺得怎麼跟振腹療法的手法如此類似，難道音樂和中醫治療藝術大道相通？

不論演出或是手法治療，一切都是力的體現。當力作用於人體，會形成兩種作用：生物物理作用和生物化學作用。過去我總是以為手法推拿治療就是治療外傷病，後來發現，從糖尿病、冠心病、膽囊炎、高血壓，到內分泌失調等內科病，都可能用手法治癒。關鍵在於利用物理治療手法，啟動生物化學作用。其中最經典代表就是「振腹療法」。

人體對振動的敏感性

振動對任何生物都有很強的刺激，分為高頻、中頻、低頻三種。人類僅對低頻震動敏感，對高、中頻震動沒有生物反應。振腹療法將低頻振動運用在腹部，因為肚子是人體的大戰場，經常振腹去百病。振腹雖然可以調補人之三寶：精、氣、神，但是需要積累時間的治療量，敏消量足，身體從而產生質變，所以醫患之間的信任跟配合很重要。

振腹療法的精髓在於扶正、提振元氣，又助脾胃運化，調氣以治形，治形以調氣。振腹療法把肚臍下的氣海、關元和肚臍兩側的天樞稱為臍周四穴，並以此為基礎，外加中焦、中脘，上焦、膻中、中府組成基本穴，配穴的選用是為了循經走穴，氣至病所。

第一次振腹，我抱著對一切療法先持懷疑的科學態度。雖然已見識過宮廷理筋術，還是有點不以為然的想，在肚子上振一振就有效果？這麼神奇？振腹治療隔天早上，因為不斷旅行而延遲好久的月經竟然來了。之前吃一堆中藥也沒效，我好高興。我對振腹療法有了信任心，開始詢問隋老師如何練就這樣的功法？

一心二用

隋老師說：「聽過小龍女和周伯通嗎？他們是不是練一個雙手互搏，左手畫圓、右手畫方的武功？振腹療法就是這樣的一套治療功法。」

什麼？武俠小說的情節，竟然是現實生活中的中醫療法？我頓時雙眼發亮。

振腹療法非常難練，關鍵在於一心二用。隋老師可以一手振腹，另一手操作宮廷理筋術的滾法；或是一邊振腹，一邊給病人唱歌；或是一隻手不斷振腹，人已經睡著了，治療完後起來，發現白袍領口都濕透了。老師說，如果能放鬆到一邊給病人振腹，自己還睡著，振腹神功就練成了。

「那請問老師您本人練振腹多久才練成？」

單單是宮廷理筋術，柔字訣的滾法，隋老師就花了兩年八個月，在臧老身上反覆不斷練習，臧老才說可以過關。振腹療法更加艱難，隋老師花了整整五年功法，才真正學會。

金庸在書裡曾經說過：「凡是聰明智慧的人，心思繁複，一件事沒想完，第二件事又湧上心頭。一步百計，這等人要他學那分心二用功夫，便是要殺他的頭也學不會的。但是周伯通、郭靖與小龍女皆是心思純樸之人，心無雜念，尤其小龍女自幼便學習寡欲，所以學會分心二用並非難事。」

隋老師教導我們，一開始練習時，就是不能專心，愈是專心愈難練成，必須一心二用。比如說一邊聊天一邊練振腹。也可以先練習左手拍腿，右手擦腿，然後換手，反覆練習。或是在皮球、籃球或熱水袋上練習振腹。因為大腦會想要控制腕關節，所以盡量用輔助方法誘導出腕痙攣，最後自然振動。

到了更高端的境界，操作時可以全掌、掌根、指端，隨心所欲，變換著力。如此振動，能與患者腹部產生共振，正是手法治療中：「一旦臨證，機觸於外，巧生於內，手隨心轉，法從手出。」

共振是什麼？

當醫生愈放鬆，手如同輕柔的波浪在病人肚子上振動，病人的肚子和醫生的手彷彿變成一體。醫生腕關節任何動作，從病人肚皮下邊直接傳到了病人腹腔。如果是用蠻力，肚皮會把力量都截住，反而治療力道進不去。愈放鬆，愈不用力，共振的可能就出現了。當治療者愈放鬆，病人身體也非常放鬆的時候，雙方力的傳導愈完整。此時，找到共振的頻率，治療就是事半功倍。

真正高明的治療，其實根本不需要太用力，醫生治療後也不會累得氣喘如牛，更不會受內傷傷到自己。方法都是借力使力、借勢運行，用最小的力，達到最大的效果。

人生，不也應該如此嗎？我總是盲目努力，拚命三郎，學習強大，卻忘了努字是一個奴字下面一個力：力的奴隸。用力過度，有什麼好處？成為力的奴僕。振腹療法用最小、最柔弱、最輕鬆的方法，與人體達到共振，成就最高的療效，完全符合老子《道德經》原理：「專氣致柔，能嬰兒乎。」

老師教我們，如果每天治療病人後覺得很累，那就是錯誤的。有些醫生看的病人愈多，愈見蒼老和勞累，甚至擅長什麼病，自己得什麼病。但是隋老師一天看那麼多病人，卻依然「志閒而少欲，心安而不懼，形勞而不倦」，這才是道醫的最高目標。當醫者長期訓練之後，其手、力、氣、心、意完全合一，掌握了力與能量系統的變化，就能輕鬆改變病人的運動軌跡以及精神軌跡，病也就治癒了。

共振的力量

哈佛科學中心「自然科學講座」（Natural Sciences Lecture Demonstrations），其中有一講提到了一有趣的實驗。

隨意撥動五個節拍器，讓他們的節奏完全不同，雜亂無章。但是慢慢的，你可以觀察到，在沒有外力干擾下，這些節拍器的振動頻率出現變化，大概一分鐘左右會趨向一致。所有節拍器發出整齊的聲響，彷彿是同聲節拍器。這些節拍器沒有碰觸到彼此，互相影響的媒介，就是平台共振。

在題為〈節拍器同步〉論文中，潘德里昂教授（James Pantaleone）研究了節拍器系統的數學模型，並討論如何將此共振實現應用在生物學領域。斯托蓋茨（Steven Strogatz）和史都華（Ian Stewart）在《科學人》雜誌中則探討：無論是生物鐘晝夜節律、心臟和腸道肌肉、胰腺中的胰島素分泌細胞、月經週期等人體諸多功能，都和共振息息相關。透過振腹療法，中醫應與西方科學同步研究，如何利用共振，成功治癒更多患者。

萬物都是振動，共振將萬物相連，自然界共振無所不在。如果振腹療法是無聲的音樂振動療法，醫生是演奏者，人體就是共鳴的音箱。當達到同頻振動時，人體大小細胞，在呼吸開合之間，共奏出和諧美妙的生命樂章，生命自然奔放。「大音希聲，大象無形」，我終於在振腹療法找到了印證。

23 身體會記得你對她的好

振腹之後，每個人的反應不完全相同。有些人一振腹就呼呼大睡，醒來後神清氣爽，正是識神退位本神出，這樣的治療效果極佳。也有人自述振腹之後，手心、腳心、腳背都出汗，後背如波浪般一層一層的熱感，彷彿大小周天開啟，內心敞亮。

有位虔誠的佛教徒患者，認為振腹之後天眼打開了，隋老師只是笑笑，不置可否，因為他不追求任何境界。有位名主持人本來非常怕冷，別人穿短袖她都要穿風衣，振腹治療之後，渾身出汗，發熱發燙，回家後還直接從冰箱找飲料，從此再也不怕冷。

我自己治療之後，感覺熱感就像太陽一樣，先放射到小腹背部命門穴，然後一波熱量沿著大腿內側三陰經，先過了膝蓋，最後到了腳底湧泉穴，上下通暢，非常舒服。有一次振腹治療後，我進入深度睡眠，治療的時間一下子就過去了。治療離開後發現能量飽滿，一天的工作量可以抵三天的量，一點都不累。而且肚子持續二十四小時之後，腹部深層似乎還在不斷的輕微振動。

把身體還給身體

過去，我的肉身如此可憐，如此辛苦。每天外在信息不斷轟炸，內在情緒不斷消耗，背負愈來愈重，生命愈來愈失控，直到最後以色列事件崩潰，我竟然想要結束自己的肉體生命。

不論是喜樂無常，或是情緒高低，造成心律不穩定，呼吸和心率一下快一下慢：身體被「我」控制著、干預著、緊抓著，妄心和妄念不斷折磨肉身。振腹療法讓控制身體的人事物暫時「下班」，移除這些外在內在不停干擾「我」的信息，讓身體進入完全放鬆的狀態。我不再失眠，不再做惡夢，之前想要自殘自傷的念頭，也隨之而去。

把身體還給身體，這是療癒的第一步。當身體不用力，精神不用力，心不急，神經鬆開，身體鬆開，所有力量全部鬆開，這才是道家所謂無為的狀態。無為的狀態不是一種頭腦中的認知概念，無為是一種自然而然存在的狀態。

貝塞爾．范德寇醫生（Bessel van der Kolk, MD）是研究感覺統合、神經回饋還有創傷研究的先驅，他也是我的心理治療師蘇在哈佛的導師。范德寇醫生曾擔任哈佛醫學院的精神病理學教授、「國際創傷壓力研究學會」的主席，現在是「波士頓創傷中心」的醫療主任。一九七〇年代開始，范德寇醫生投入「創傷後壓力症」（PTSD）的治療、研究及教學，發表了一百五十篇論文。他發現手法治療對於心理創傷病人有極大的幫助，同時致力研究為什麼這些「結合身心」的療法，比單獨心理認知治療或是吃抗憂鬱藥更受歡迎？

范德寇認為，許多患者無法完全康復，是因為總是恐慌的病人活在一個保持警惕的身體裡面，總是憤恨的人活在一個悲怨的身體裡面。你的身體是什麼狀態，你就是什麼狀態。心理傷痛的病人，身體總是緊張而防禦的，必須讓他們找到放鬆和安全的方式。而身體知覺療法能夠幫助病人重新熟悉身體的感受，跟身體成為朋友，是改變和釋放過去傷痛的根本。

范德寇醫生的《紐約時報》暢銷書《心靈的傷，身體會記住》一書中，分析了他行醫四十餘年的體悟：

> 治療心理疾病的方法不是通過頭腦，而是通過身體。在很多情況下，患者的身體遭到了嚴重的迫害和侵犯，而且他們的身體可能令他們失望——腿跑得不夠快，手臂沒有足夠強力推動，聲音無法大聲尖叫以逃避災難。而現在他們的身體在最輕微的壓力下都會接近失控：可能聽到汽車警報會想躲起來，或者看到每個陌生人都以為是攻擊者。
>
> 如果每時每刻活在自認難以忍受的身體中，他們的心靈怎麼可能得到醫

治呢？對受心靈創傷的人來說，最重要的一個問題，是在自己的身體中找到安全感。

身體是最親愛的家

我在振腹治療過程中，出現了一系列重新信任身體、幫助身體找回安全感的奇妙反應。當我覺察內部微妙的感官感受，我就能不斷練習把身體感受和過往的心理事件聯繫起來，重新認識自己。

有一次治療，不知道為什麼，我的身體突然感受到小時候被打的信息，我能清楚的感覺到疼痛，又慢慢消逝，又疼，又消逝，一下子傷心，一下子告訴自己已經過去了。感覺好像我在一層層脫殼蛻皮，把生命過往不好的經驗，殆盡退去。當一個人逐漸療癒，臉色會愈來愈好，因為黑暗慢慢去除後，體光就會自然而然出現。

有一次治療，無意間聽到潘美辰的一首歌：

我想要有個家，一個不需要華麗的地方，
在我疲倦的時候，我會想到它。
我想要有個家，一個不需要多大的地方，
在我受驚嚇的時候，我才不會害怕。

誰不會想要家，可是就有人沒有它，
臉上留著眼淚，只能自己輕輕擦。
我好羨慕他，受傷後可以回家，
而我只能孤單的孤單的尋找我的家。

不知道為什麼，聽到歌詞我竟潸然淚下。我領悟到，過去的我，是如何努力的「控制」身體，從我彈鋼琴的手指、拿弓的手型、拉大提琴的脊柱，我的手臂、我的腿、我的腰、我的肩膀、我的脖子、我的胸大肌、我的肩胛提肌，我是那麼的不信任他們，覺得他們做得不夠好。

我不斷鞭策身體，讓我爬上世界的頂峰，卻從來沒有感受我的身體，從來沒有和身體有舒適的聯繫。我從來不信任我的身體，不相信身體可以給我準確的信息。我早已為夢想單飛，但是我的身體卻不情願，也不甘心跟上。我痛恨我的身體，因為身體的病痛總是讓我害怕：如果大型音樂會正巧月經來了怎麼辦？如果演講的時候生病怎麼辦？飛行的時候腰痛怎麼辦？為什麼憂鬱症心口悶痛一直不能好轉？

我和我的身體，成為仇恨彼此的敵人。我的所有努力都徒然，因為我忘記身體就是我最親愛的家園。我離家出走好久了，終於，我重新返回身體，在身體裡面學習放鬆、學習安定、學習喜樂。

身體比我還有智慧，我在身體裡面不再感覺失望，而是感覺到喜悅和安全。

我利用中醫振腹療法，不斷聯繫身體，做身體的功課。治療的時候練臥樁，完全尊重身體，聆聽身體，從皮部、肌肉筋膜層、筋韌、神經、經絡、臟腑、血脈、骨頭，一層一層，帶自己回到身體裡面感知，帶自己回到我最親愛的家。

心念的轉變

十一月的深秋，在紐約過感恩節，又是華燈初上，全家團聚的時候。我們在上東區的餐廳用餐，侍者領著到靠窗座位坐下，剛好正對著七十九街的曼哈頓褐石別墅。我定睛一看才發現，對街屋子裡二樓窗簾沒有拉起來。我看到一盞盞溫暖閃爍的夜燈燭火，一家大大小小十幾個人圍繞著長桌，正在吃感恩節大餐。

我僵在椅子上一動也不動，彷彿一切靜止，眼前畫面瞬間帶我回溯到十五歲的我。我曾經走過多少雪地，看著遠處的大房子，仰望著星空，向蒼天吶喊：我也想要有個家！我曾經多麼渴望美國式感恩節大餐，渴望有家人，或是有任何一個人，在身邊陪著我。

現在的我，看到這樣的場景，再也感覺不到十五歲時在偌大宿舍裡空無一人的孤寂。我的腦中，不再浮現馬克・吐溫《頑童歷險記》中哈克貝里沿著密西西比河，在星夜小舟一樣寂寞的畫面。現在的我，看著對街輝煌的燈火，只是深深覺得感動：這個世界上，有一個節日，許多人能幸福和平的相聚在一起，溫柔的珍愛彼此，真好。

從那一刻起，我知道我的身心靈軌跡已經發生改變。我不再渴望回家，因為我早已安住在我的家裡。我不再是那個沒人要的小孩，因為我已走在神聖療癒的道路上，亦步亦趨的緩慢前行。

24 獨立守神，守的是誰？

我非常愚鈍，費了很長時間，試了許多不同方法，上了很多課，看了很多醫生，走了許多國家，花了不少錢，繞了一大圈，憂鬱症終於好轉。我期待這本書寫到這裡，最親愛的讀者們，大家都明白我當初為何受苦，也明白如何避免受苦的關鍵。只要知道如何尊重身體，關心身體，與身體和平相處，把身體交還給身體；只要知道如何讓情緒流動，看清情緒背後的真相，不再停滯在悲傷，恐懼或憤怒當中，我們的人生，就能痛苦減輕、順遂平安、盡享天年。

接下來討論的問題，是在身體關、情緒關都漸趨理想之後的人生大哉問，從養生層面進入到養神層級。

我是誰？

有一天我站樁時，突然想到，《黃帝內經．上古天真論》中說：「呼吸精氣，獨立守神」。獨立守神，守的是誰？守的是我嗎？我是誰？

我是誰？我是我的身體嗎？我是我的思想嗎？本書一直強調身體有智慧，要尊重身體。那麼，身體是「我」嗎？肉身和我的關係是什麼？

身體不是我，身體是我的家。我曾經受邀到美國棕櫚灘一位科技貴族家中演出。一到他家就震驚了，至少有三百多個房間。我開玩笑說，如果每天晚上主人選一個不同的房間睡，一年都可以不用重複。

玩笑歸玩笑，這麼多房間，而身體卻只有一個。你住再大、再豪華的莊園，最後你真正的家還是你的身體。如果身體崩壞，你要住哪裡？你還在乎你的大莊園嗎？每個人都有義務照顧好自己的家，破了記得修補，舊了記得粉刷。我愛我的家，我的家提供我庇護。我學會不用力、不控制身體、不讓身體成為傀儡；我學會讓身體自然動起來，和身體做朋友。身體裡面的無數細胞有著大量信息，信息聯繫著我們與我們的祖先；但是這個肉身，並不是我。

那我是誰？

小時候我跟弟弟出門，碰到的阿姨叔叔都說，哇弟弟長得真好看，但是從來沒有人說我長得真漂亮。媽媽安慰我，我是內在美。

好吧，如果肉體不是我，外在長相不是我，那我一定是內在的思想意識吧？西方心理學始祖佛洛伊德曾經提出「本我」（id）、「自我」（ego）、「超我」（superego）來解釋「我」是誰。本我是我們與生俱來的無意識本能衝動，自我是人格心理意識層，超我是父母、社會文化規範、道德原則的支配者。

問題是，這些是我嗎？笛卡兒的名言：「我思故我在。」「我思」就是我嗎？

在道家思維眼裡：無論是「本我」、「自我」、「我思」，都不是我。

「我思」充其量就是龐大意識流而已，人工智能就是「我思」的終點。數百年來，西方知識的積累和資訊爆炸，並沒有帶給人類真正的幸福，反而逐步帶著我們走向地球毀滅：從溫室效應、全球暖化、空氣汙染、水汙染、物種滅絕、地球生態環境的種種危機，不是地球的問題，而是全人類「我思」出了問題；就如同身體出的問題，也是人心和意識的禍亂。

到底「我」是誰？獨立守神，守哪個神？

覺察自身，不往外求

在中醫道家的眼裡，「我是神，神是我」。這與之前星雲大師開示：「佛即是我，我即是佛啊！」有著異曲同工之妙。這裡的佛，這裡的神，不是我們平常認知的耶穌基督或是佛祖。這裡的神、佛，指的是本心，本來面目，道家稱作「元神」。

道家認為人由肉身、識神，和元神三體組成。肉體健康，許多時候取決於識神之思想、看法、情緒。當肉體愈健康，心態愈平穩，能夠凝聚我們的能量場，就能夠通過物質的肉身，建立起溝通神的渠道。

可惜的是，我們現在多數拿意識來指揮先天神明，弄到最後，連自己是誰、自己在做什麼、自己的心，都忘得一乾二淨了。「神不守舍」這句耳熟能詳的成語，就是說我們的神已經離開我們的身體，這時，離死亡也不遠了。因為《黃帝內經》早已明示：「得神者昌，失神者亡。」養生養到最後，絕對是養神。把神伺候好了，開開心心，神就會願意跟肉身待久一點，活長一點。如果經常喜歡違背自己的神，心不在身體在的地方，那麼神形分離的下場，必然是痛苦人生。

仔細察覺，一天中有多少時刻，我們的心和身體不在一起？吃飯的時候，你在看手機，還是一口一口，感受食物帶來的信息？開會的時候，你能感覺到屁股坐在椅子上的知覺嗎？慷慨激昂破口大罵的時候，你能感覺到胸口發緊嗎？公司加薪、職位高升、興奮的時候，你能感受腳踩在地上的重量嗎？你知道你現在正在讀這本書嗎？你能感覺到手指摸著書頁的溫度嗎？

和自己的身體在一起，在你在的地方，不再往外求，這就是養生之道。

內在的聲音不是你

小學三年級寫作文時，我注意到，我一邊寫，一邊有個聲音在評論：「這段寫得真好，這句寫得差強人意。」我覺得很有趣，有時候聲音喋喋不休，有時候聲音停下。這個聲音是誰？這個聲音是我嗎？我的內在意識是我嗎？

這個聲音（inner voice），所謂內在意識，有時嘮叨如同小孩子的媽媽，永不停息。從一大早睜眼，到晚上闔眼，一天當中告訴我要做什麼、要去哪裡、要達到什麼目標、要買什麼東西、要跟誰會面、寫多少稿子、練多少琴、工作的KPI、OKR是什麼、要成就什麼事業。這位不斷指揮身體向前行的大總領，就是道家思維中的識神。

問題是，這個聲音是「我」嗎？

很多人誤以為意識就是「我」，汲汲營營一生，什麼都有了之後，突然發現：老之將至，死之將至，自己到底真正是誰，都沒搞懂，糊裡糊塗活了一輩子就死了。

道家認為，思維意識仍然不是你，內在的聲音也不是你。

這就非常令人疑惑了，身體不是我，內在思想也不是我，那我究竟是誰？

首先，我們必須確認一個問題。在頭腦裡不斷評論的聲音，是你自己的聲音：不是你媽媽的聲音、你爸爸的聲音、你老師的聲音、你老公的聲音、你老闆的聲音、你好朋友的聲音、電視機裡的聲音、社會系統的聲音。很多時候，我們把主控權交給父母、老師、伴侶、孩子，我們走了好遠，直到終點才發現走丟了、走錯了。生命失控其實是識神的失控，因為頭腦中的聲音太多了。

怎麼確認內在聲音是你的（自我）？而不是別人的（超我）？我在《為夢想單飛》一書中，曾經提到如何在寫作中，尋找內心深處的聲音：無關乎中文還是英文，而是心中單純的，沒有外在干擾的小小火花。這個聲音，需要不斷尋找、培養，永遠不能放棄，這是一個漫長的過程。

確認完內在的聲音是你的，找到自己的內在聲音之後，就可以靜靜的往內看，觀照這個聲音了。

這個聲音是你嗎？

最近我去看「玩具總動員4」，巴斯光年只要遇到不知如何決定的事情或是人生困難，就會啟動他的「內在聲音」，告訴自己下一步何去何從。問題是，這個「內在聲音」屬於巴斯光年的出廠設置，但這個聲音不是巴斯光年；就如同身體屬於你，但是身體不是你。內在聲音是你的，思想也是你的，但是他們不是你。美國暢銷作家麥克·辛格在他的著作《覺醒的你》中，提到了同樣的問題：內在的聲音不是你。

讓自己從喋喋不休之中解脫的最佳方式，是退後，冷眼以對。只要將那個「聲音」當作對你說話的發聲裝置就好，別花心思，只要看著它。無論那「聲音」說什麼，都一樣；不管內容好壞，世俗或神聖，都無所謂，因為它仍只是你腦袋裡說話的聲音。

……你聽見它說話，顯然它就不是你。你是聽到那個「聲音」的人，你是覺察它說話的人。……有一天你會明白，無盡的內在私語是沒用的，而且不需要一直去盤算每件事。最後你會了解，問題的真正原因不在生命本身，而是頭腦在生命中的騷動。

當識神的主人

頭腦騷動就像是佛家經常提到的知識障，為什麼六祖惠能根本不識字，為什麼老子不希望著書立說寫《道德經》：這個「識神」，這個喋喋不休的聲音，力量非常龐大。愈是龐大，愈是我們成長的關卡。尤其當我們愈是自認知識份子，愈容易陷入識神的妄想概念和僵化思維中，因此從哈佛大學畢業的人，感到快樂的並不多。

識神愈強大，愈不容易感到幸福。因為識神通常喜歡往外看，攀外緣。例如隔壁王媽媽換新房子了，識神要你也努力買房子；小張升官了，薪水也多了，識神要你也賺更多錢；老陳科學研究得獎了，識神也要你拿同樣的獎；朋友圈黃太太去義大利旅行，識神也要你去旅行。

這是識神的使命，識神的工作就是幫你規劃下一步去哪裡，設立目標之後如何抵達。識神總是沉溺於好壞對錯、故事、情節、喜怒、哀樂中。識神會無止境的工作，全年不打烊不休息，直到肉身的死亡，識神就會離肉身而去，尋找下一家。識神是很好用的，我們可以倚賴識神，幫助人生活得更精采。只是一定要記住，識神不是我，我不是識神。

我是識神的主人，不是識神的奴隸；識神聽從於我，我要做那個人的主。當我們不斷內觀，學習身心合一，不斷覺察識神，觀察我們的慣性思維，聆聽內在聲音，我們就已開始尋求更高維度的意識層級。元神，才是真正的主人，才是真正的「我」。

天有三寶日月星，地有三寶水火風，人有三寶精氣神：「氣入身中謂之生，神去離形謂之死」。養精，養生命的物質基礎、肉身，把自己跟身體的關係調好；養氣，養身體裡面跟神溝通的渠道；最後關鍵就是養神。身心合一之後，「本心」、「本神」、「元神」、「本來面目」才能自然顯現，而這是一個非常漫長且神奇的過程，不在這本書（或是任何文字）討論的範圍內，我只能在這裡提出一個我目前所體會、感受，和理解的一可能人生終極點。

我命由我不由天，因為「我」是元神，能夠連結天地陰陽，連接宇宙的最大信息體。獨立守神，最後守的，不是肉身、不是情緒、不是意識、不是概念，最終守的是元神。

25 你跟自己的關係好壞，決定你的人生

誰讓你快樂？
誰讓你憂鬱？
誰讓你寫作？
誰讓你讀書？
誰讓你歌唱？
誰讓你跳舞？
誰讓你演奏？
誰讓你聽從？
誰讓你反擊？

誰讓你鬆手？
誰讓你哭？
誰讓你笑？
誰讓你思？
誰讓你在？
誰讓你動？
誰讓你靜？
誰讓你活？
誰讓你死？

讓身體和識神當朋友

當我們認清「我」跟身體的關係，「我」跟識神的關係之後，我們就知道，身體跟識神，是「我」最忠實的兩位朋友，服侍「我」的人生。調和之間的關係好壞，就能決定生命質量的高低。做任何事情，讓身體和心商量一下，讓肉身和識神協調一下。千萬不要重蹈我之前的覆轍：不要讓身體成為識神的奴隸，不要讓身體成為識神的冤家。讓他們成為朋友，生命的品質自然提升。

如果身體是一部交響曲演奏，識神就是指揮，而元神就是在台上看不見的作曲家。（身體各大器官臟腑是樂團各聲部首席，身體的無數小細胞是團員。）交響曲都已經譜寫好了，指揮的工作就是帶領大家同心協力完成曲子。指揮不需要多管閒事更改音符，也不需要頤指氣使咒罵團員，更不需要用盡吃奶的力氣試圖控制演出。指揮必須清楚，如果沒有了樂團的存在，指揮再怎麼手舞足蹈，也不會有任何音樂奏響。當然，如果沒有了指揮，樂團就是一盤散沙。指揮需要樂團，如同樂團需要指揮。

最高明的指揮什麼都不用做，往台上一站，手微微一動，美妙的音樂就自然而然流洩出來。指揮最重要的功能，就是抓好大節奏，不讓小團員過勞死，交響曲就能愈演愈長，愈演愈好。指揮跟演奏者關係愈順暢流通，演奏的品質就愈高。

開悟不是從紅塵跳出

我常常想，為什麼我喜歡的作家最後都自殺身亡呢？海明威、吳爾芙、三毛。吳爾芙是英國天才作家，九部巨作，丈夫無條件的愛，卻試過吞藥自殺、從窗戶跳樓。她五十幾歲時，在口袋裡裝滿石頭，走進河中自盡。

上天有好生之德，萬物皆生生不息，連微小如螻蟻都辛勤的生活，為什麼這些知名作家就得自尋死路呢？為什麼我曾經在夢想終於成真，事業逐漸邁向高峰，卻差點想結束生命呢？想死，因為活不下去了。想死，因為沒有調諧好自己和自己的關係。想死，因為身體找不到心，心找不到身體。

當我不想死了，我就想，那我來開悟吧。其實連開悟是什麼都不清楚，只覺得脫離人生苦海，去除這個臭皮囊包袱，那不是挺好嗎？不管要我怎麼做，只要不要當人，不要受苦，就好了。我記得當時，每次問法師什麼時候可以開悟？法師就會笑著說：「來，坐下來，靜靜喝茶。」當一個人想要開悟的原因，只是想逃避痛苦人生，又怎麼可能開悟？開悟不是從紅塵跳脫出來，而是能夠勇敢面對人生必須要經歷的一切。

等我開始治療，學習中醫，才知道活著不需要那麼痛苦。活著，其實可以過得很順、很好、很幸福。有些人活得自在，就如同他們已經開悟一般。生命是個禮物，只要我們將自身的關係調好，調順，生老病死就不是苦海，而是成長的道路。如果把人生誤認是苦海，那是因為你沒有把肉身和識神的關係處理好。

活得像自己

常聽人說，人與人之間的關係很重要。其實跟「自己」這個人的關係才是最重要的。一天二十四小時，你跟誰在一起？你媽？你爸？女兒？老公？好朋友？當然是你自己。

設想，當自己跟自己的關係都還沒處理好，你能處理跟戀人的關係嗎？老公老婆的關係嗎？父母的關係嗎？婆媳的關係嗎？子女的關係嗎？你每天急急忙忙出去認識人、交朋友，你認識你自己嗎？你都無法讓自己成為你想要的樣子，又怎麼能要求別人成為你想要的樣子？你還沒把自己的能量場整理好，又怎麼成就更大的場？當一個人不斷想控制別人時，是因為他根本無法控制自己。

在我們調和好自己和自己的關係、肉身和識神的關係之後，就更容易調解跟父母、跟伴侶、跟孩子、跟社會、跟金錢、跟職場事業的關係。

費曼博士名作《你管別人怎麼想：科學奇才費曼博士》，講述費曼博士和他太太阿琳的關係。費曼博士在普林斯頓時，收到一盒阿琳送他的鉛筆，筆身是墨綠色，上面鑲著金字寫著：「理查親親，我愛你，貓咪！」禮物很棒，但是費曼博士擔心其他教授看到筆會嘲笑他，所以就試圖用刮鬍刀把名字刮掉。第二天，他又收到一封妻子寄來的信：「想把鉛筆上的名字刮掉？你難道不以擁有我的愛為榮？」然後是英文大寫字體：「你管別人怎麼想？」

What do you care what other people think? 這個故事留在我的腦海裡，多年來仍舊印象深刻。身為一個過去長久被訓練出來的乖乖牌，在舞台下在乎父母、老師、樂評的看法，在舞台上時時刻刻想討好聽眾的我來說，費曼太太阿琳的表現真是太道家了。別的教授怎麼想，跟費曼博士有什麼關係？跟阿琳有什麼關係？別人怎麼想，是別人家的事，我們唯一能管的，是自己家的事。

很多時候，我們都忘記了自己，反而活成了我們在乎的人想要我們活的樣子。費曼先生在乎其他教授的看法，所以他甚至願意把心愛的妻子為他鑲上的名字給刮乾淨。

我決定自己的價值

我記得我剛被哈佛錄取時，一個很優秀的高中同學打電話給我。她長得瘦小卻非常努力，全校大概就是她的背包最沉，裡面裝的全是AP教科書。她之前從來沒有打電話給我，接到她的電話我很意外。她說：耶魯、史丹佛、哥倫比亞，所有她申請的名校都錄取她了，唯一沒有錄取她的就是哈佛。她語氣中難掩失望，講到一半停了下來，不再作聲。我不知道該怎麼安慰她，空氣似乎凝結。最後我說，我相信你不管到任何地方，都會非常傑出。她笑了笑說，謝謝你，不過我想，我還是去找我的心理諮詢師談談吧。

其實我當時應該說的是：「親愛的，你管哈佛怎麼想？」哈佛不錄取你，你的人生就結束了嗎？哈佛有哈佛的看法，那是哈佛的看法。你有你的人生，你的交響曲還長呢。

或許因為這位同學從小就有一個準則，認為自己是最優秀的，所以她做了所有努力，就是要上哈佛。是這個僵化的內在模式讓她痛苦，並不是哈佛沒錄取她讓她痛苦。哈佛只是外緣，真正造成我們痛苦的，都是內因。我們必須向內看，把跟自己的關係處理好，將痛苦從根拔起。如果可以不在乎別人的看法，那該有多好？如果真的希望不管別人怎麼想，首先內心必須是強大的，知道自己是誰，知道自己跟自己的關係。如果把生命的價值跟外在浮動的標準掛鉤，一定會痛苦。我不斷在學習，尋找跟自己生命相關的標準，而不是外在的標籤準則。

我記得我的第一本書剛出版時，我將書送給一位禪修課認識的文壇老師。我親自去請益，結果那位老師翻開我的書，當場把我的書批評得一無是處，我坐在那裡聽他訓斥我一個多小時。回來後，我特別傷心，甚至為我的書感到丟臉，根本不願意再繼續推廣書。

如果當時我了解真相，我就會告訴自己：這位老師的看法是他的看法，我的書是我的書。他的評定標準沒有好壞對錯，就是他的標準而已。他的標準完全不能決定我的書的價值，我決定我的書的價值。我為了他的看法，付出了多少代價？差點連自己的書都不要了。

如果活著總是為別人的標準或是情緒負責，就會活得非常心酸，非常累。

安住心神

每一份關係，都是老天送給我們的禮物；每一次磨難，都是讓我們明心見性的機緣。痛苦的時候，可以感謝痛苦：感謝痛苦給我一個機會，以假修真，好好的向內看，是什麼東西讓我覺得痛苦。隨時關注身體舒不舒服，情緒是否穩定，不要再被外面的標準看法帶走了。

處理好自己跟自己這個最重要的關係之後，這一生中，還有三個關係很重要：跟父母的關係、跟伴侶的關係、跟子女的關係。仔細想一想，我們的煩惱，很多時候不就是因為這幾個關係嗎？

我從小出國，在美國憂鬱的那段時間，我跟父母的關係非常糟糕。我完全拒絕回台灣，也不願意讓父母來美國看我。一個跟自己關係處理不好的人，自然不可能跟父母關係處理好。我把我的痛苦，都怪罪在父母身上。我陷入一個自我模式，認為他們在我最難熬的時候，從來沒有關心我。

其實，他們一直在我左右，是我把心門關閉了，把自己鎖在那個白色的小宿舍房間，我到美國的第一個家。每次遇到困難，頭腦就會把我帶回那個悲慘的克里夫蘭小房間。外頭是寂靜無聲的冰天雪地，十五歲的我剛下飛機，抵達空無一人的宿舍，抱著兩個大行李哭慘的畫面。

我的慣性痛苦模式是：我遇到困難時，沒有人在我身邊。我的痛苦不是因為我的父母，而是因為我的看法，我數年來一成不變的內在模式，導致我的深層痛苦。只要我不轉換這個模式，就快樂不起來，我跟父母的關係也不會改善。但是當我提升了我的思維高度，當我的身體慢慢得到關注和治療，我就慢慢脫離那個痛苦畫面，切換到一個新的模式：真正的安全感，是安住在我的身體裡，不是安住在我跟父母的關係裡。這樣一來，我和父母的關係轉好了，我不再埋怨他們沒有陪我到美國，因為我知道，罪魁禍首是我，不是他們。

最後，人生中一切的關係，都是能量信息交換：你要贏得江山，你就要拿一些東西來換；你要享受榮華富貴，你就要犧牲一些其他的人事物。

想想你要什麼

向外

當你能不擾亂別人的心神，不讓別人有生氣情緒，你就是在布施。

向內

當你能不擾亂自己的心神，不讓自己生氣有情緒，你也在布施。

↑

能量信息交換

26 選擇喜悅

我生長在台灣，十五歲之後在美國生活受教育，多年的飄蕩亦曾令我迷失。到底什麼是幸福人生？

這個問題，如果問十五歲的我，那就是：

成為舉世聞名的音樂家，就是幸福。

進入哈佛大學，就是幸福。

畢業時要拿哈佛經濟學最高榮譽獎，這就是幸福。

不然就是Google、微軟搶著要我去為他們工作，給我一堆股票，叫做幸福。

接著，在紐約卡內基廳，或是跟帕爾曼大師演出，就是幸福。

然後，在美國和白馬王子結婚，才是真正幸福。
如果可以生個兒子，叫做幸福。

現在呢？我覺得這都不是答案。

幸福不在外面，幸福在自家裡。幸福是什麼？幸福就是回家吃碗熱騰騰的麵，愛與被愛，然後為他人服務，這是幸福。

人生的兩座山

紐約知名心理學家佩雷爾（Esther Perel）說：「你的生命質量取決於你的關係質量。」可惜的是，我看著我周圍的所謂成功人士：他們有非常耀眼的履歷表，但他們的家庭一團糟；他們可能在事業上取得巨大的成功，但四五十歲就在健身房猝死；他們可能全世界飛到處談生意，但生病時也是一臉無助。

和父母的關係，和子女的關係，和伴侶的關係，以及和自己的關係，最後才能決定我們的幸福。千萬不要成為一個擁有優異職場成績單、履歷表，卻失去了幸福的人。

《紐約時報》最有名的專欄作家大衛．布魯克斯（David Brooks）的新作 *The Second Mountain*，講述他多年來把事業和工作擺在第一位，最後二十年婚姻瓦解。離婚之後，他發現自己一個朋友都沒有，於是開始慢慢修正自己人生觀的故事。他把人生分成兩座山：爬第一座山的人，總是不斷思考怎麼樣才能成為人生贏家？他們很重視別人對自己的看法，怎麼樣才能第一名？怎麼樣才能勝利？

但是有一些人，生命把他們從第一座山頂丟到低谷深淵，或許他們婚姻破裂，或許他們被公司開除，或許他們生了場大病，甚至或許失去了孩子。總之，生命向他們開了個大玩笑，轉了個大彎。理應順利的軌道，竟然不再順遂。有些人就此一蹶不振、怨天尤人、懼怕生命，只是不斷問：「為什麼是我？」他們的價值觀徹底崩塌，對生活失去了所有的信心和希望。

但是，有些人會願意從低谷往上爬。這些人，布魯克斯把他們稱為爬第二座山的人。爬第二座山的人跟爬第一座山的人已經不一樣了：他們對於所謂的成功，可能不再那麼在意，因為人生似乎有更高的召喚。生命把你丟向深谷，讓你經歷了淚水和挫敗。當你願意再走出來的時候，你終於發現，你在第一座山認定的一切標準與價值，其實沒有那麼重要。

幸福的定義

舉世聞名的演奏家是幸福？這個行業全世界飛累死了。如果不是熱愛音樂，這真是最爛的職業。

進入哈佛大學是幸福？還記得好萊塢巨星娜塔麗的憂鬱嗎？進哈佛就能保證終生快樂嗎？

在紐約卡內基廳，或是跟帕爾曼大師演出就是幸福？樂評出來之後，隔天的報紙還不是被人拿去垃圾堆？

在美國和白馬王子結婚才是真幸福？白馬王子身後搞不好有城堡和巫婆呢！拿高薪、分一大堆 GOOGLE 股票、賺大錢就是幸福？人生最苦的莫過於你死了，錢還沒花完，且癌細胞還活著。

到底什麼才是幸福人生的真正定義？絕對不是外在的標籤和追求，這是我之前不懂的。過去的我，非常自私。每天只想著如何讓自己更強、如何讓每分每秒都有意義、如何邁向成功、改變世界，並取得更高的投資報酬率。

不只我，我周遭的朋友都一樣。要期末考了，在圖書館猛看書或者去支持朋友的小畫展，以前的我會選讀書；現在，我會選擇去支持朋友的畫展，再去讀書。我做志工，免費教貧苦的小孩，哈佛時，我會想著如何把這個經歷放在履歷表上申請工作；現在的我，只想著如何讓小朋友在愛的環境下長大，開心學習。朋友生病了，以前的我，會猶豫再三，先把工作處理好之後再去探望，有時甚至出差一忙就忘記了。現在的我會放下一切，第一時間打電話問朋友是否需要我的幫忙。

什麼才是幸福人生的真正定義？幸福的人，是願意做出承諾，而不求回報的人，因為他們知道追求喜悅比追求回報重要。心理學家范德寇醫生說過：「人與人的連結是生命的基礎，當我們彼此被真實的聽到、看到，內心就能產生安全感和喜悅。」生命中沒有愛、連結和歸屬，人生只有痛苦。

願意花時間去為自己或他人做一件毫無目的的小事，沒有到期收益，沒有報酬，沒有任何成效，但是你不焦慮，你很開心。這就是真正去追求喜悅。

儲存喜悅幣

把喜悅當作匯率，你每天要在你的人生銀行中，多存一點喜悅、養你的喜神，這就是幸福。不要再想美金、人民幣、台幣、比特幣、美股了，多存一點喜悅幣吧。

每天醒來，第一件事就是想，我今天如何邀請喜悅來到我的人生中？可能是去公園散步，可能是喝一杯巷口的米漿、體會米漿的純淨，可能是下班後跟好久未見的朋友聊天……每個小時都跟自己 check in，不是看我這個小時賺了多少錢，而是看有多少喜悅進帳？如果沒有任何喜悅，下一個小時就再調整一下。每天想著，我今天如何選擇喜悅？我今天怎麼樣能照顧自己？把自己當作孩子，單純的學習如何取悅自己。取悅好自己之後，才能照顧他人。

過去的我不斷追求外在的卓越，而失去了內在的喜悅；過去的我完全不懂取悅自己，只是不斷向上攀爬；過去的我活得多麼憂鬱、多麼痛苦，連外公去世，還為了舞台高峰跑去演奏；生病住院了，哈佛男朋友為了期末考試把我一人留在醫院。

我終於明白，把人生價值掛鉤於外界浮動的任何所有，即使僥倖買到哈佛潛力股、白馬王子潛力股，最後還是一定會失望。幸福人生，是追求喜悅的人生。我們養生，是為了人生能有好的長度；我們養神，是為了人生的質量，而人生的最高質量來自喜悅。當你有了喜悅，人生就是禮物；當你沒有了喜悅，人生就是酷刑。你的人生，是享受還是忍受？決定權一直在你的手中。

27 救命的不是醫生，是你自己

我很喜歡的美國名廚作家安東尼．波登，二〇一八年在法國豪華旅館自殺離世，享年六十一歲。他因《廚房機密檔案》一書一夕成名，走紅後在世界各地探訪各國特色料理，連歐巴馬前總統都受邀參加他的美食節目。

波登死後，自然有許多嘆息聲。不過令我最心痛的聲音，來自他的媽媽。

他的媽媽長年在《紐約時報》擔任編輯工作。他死後，他媽媽很不解的說：「我兒子擁有了一切，做夢也想不到的功成名就，做夢也想不到的金錢財富啊！我怎麼也想不到我兒子會自殺。」

如果金錢財富，功成名就能夠帶來喜悅，如果天天打坐禪修就能立地成佛，那麼這世界上就不會有人憂鬱自殺了。親如父母兄弟，到了生死關頭，還是無法幫助親愛的安東尼。

相信內在神明

二〇一九年九月初，我受邀參加遠見文化高峰會，會後一起觀賞遠見創意製作歷時三年完成的星雲大師「佛教靠我」紀錄片。片中，星雲大師說了一句話，令我很震撼：「自己要做自己的神明。」

這是什麼意思？為什麼安東尼要自殺？因為他的神明已經離他而去，因為他沒有護持他的神明。金錢不能養神、名氣不能養神、權力不能養神、美食不能養神、文采不能養神、打坐也不一定能養神。

怎麼樣才能養神？怎麼樣才能自己做自己的神明？答案很簡單，簡單得不可思議：靜下來，慢下來，一呼一吸，待在你身體在的地方。《史記．扁鵲倉公列傳》記載：

> 扁鵲過齊，齊桓侯客之，入朝見，扁鵲曰：「君有疾在腠理，不治將深。」桓侯曰：「寡人無疾。」扁鵲出，桓侯謂左右曰：「醫之好利也，欲以不疾者為功。」
>
> 後五日，扁鵲復見，曰：「君有疾在血脈，不治恐深。」桓侯曰：「寡人無疾。」扁鵲出，桓侯不悅。
>
> 後五日，扁鵲復見，曰：「君有疾在腸胃間，不治將深。」桓侯不應。扁鵲出，桓侯不悅。
>
> 後五日，扁鵲復見，望見桓侯而退走。桓侯使人問其故。扁鵲曰：「疾之居腠理也，湯熨之所及也；在血脈，針石之所及也；其在腸胃，酒醪之所及也；其在骨髓，雖司命無奈之何。今在骨髓，臣是以無請也。」
>
> 後五日，桓侯體病，使人召扁鵲，已逃秦矣。桓侯遂死。

掌管性命的神在哪裡？不在天，不在地，就在我們自己的身體裡。自己要做自己的神明。過去我們經常以為生病了要去拜佛，要花錢請名醫，但即使請到神醫如扁鵲又如何？救命的根本不是醫生，是你自己。

為何桓公必死無疑？不只因為他不聽從扁鵲的話，更因他沒有自知之明，沒有服從自己生命的神明。常聽中醫朋友說，再難治的病，如果病人能回神，病就沒了；心神明了，就能把自己病治好了。《道德經》說：「歸根曰靜，靜曰復命，復命曰常，知常曰明」，是同樣道理。尊重身體如同尊重大地，尊重生命如同尊重神明。一個狂妄傲慢，不相信自己內在神明的人，如同桓公，不會有好下場。

坦承自己的脆弱

這本書是我在醫生、智者、高能量場的各位大師幫助引領下，對身體的懺悔，對內在神明的懺悔，對過去傲慢無知的懺悔。過去我自詡知識份子，哈佛畢業、愛好藝術，結果呢？就算讀萬卷書，表演萬里路，知識淵博，閱歷豐富，但最終，我了解自己的神明嗎？唯有自己能傷害自己，也唯有自己才能治療自己。

現在，我不再為舞台拉琴，我為自己的享受彈奏。我不再賣力的活，我要放鬆的活。當我拉著巴赫的〈G大調無伴奏組曲〉，每一聲響，每一音符，重新又感覺到打從心底油然而生的喜悅。

而神祕的是，人體自有一套療癒過程。《黃帝內經・素問・金匱真言論》敘述：「南方赤色，如同於心，其音徵。」有時心情不好，揉著膻中穴不舒服，但是拉完〈G大調無伴奏組曲〉一小時之後，痛感竟自然而然消失了！「徵」是傳統五聲音階宮、商、角、徵、羽其一，徵調對應的西方音符是G，對應的臟腑是心（見下表）。我深

五音對應五臟表

	對應的項目				
傳統五聲音階	宮	商	角	徵	羽
西方音符	C	D	E	G	A
人體臟腑	脾	肺	肝	心	腎

深體會，這是音樂的本質：自治治人，自癒癒人。音樂藝術原是跟著天地變化節奏，調形、調息、調心，「通神明後得道」的美妙。音樂和中醫看似南轅北轍，竟可相輔相成，皆是靈應，天人合一，順著自然規律走的過程。

而我繞了一大圈，一點一滴，才重新尋覓最單純的喜悅，拾獲最珍貴的至寶。我現在終於知道，自信的來源是終結意識對身體的掌控，終結完美主義對自我軀體的層層束縛；自信的來源是相信生命自有出路，自己做自己的神明。人生的價值不在外面五彩繽紛的世界，而是尋找內在的神明。

「自信」，更深層來說，就是接受自己的不完美。自信是人與生俱來的力量，只是被汙染被蒙蔽了。自信的泉源是什麼？絕不是你念什麼名校、你讀了幾個博士、你工作賺多少錢、你住多大的房子、你每年拉幾場音樂會、你的小孩有多優秀、你的社經地位有多高、權力有多大、底下管了多少人、公司股價有多高。

自信的泉源是：不再迷失在完美主義的框架，而相信生命自有出路。

真正的自信是：我知道我是不完美的，但我還是有勇氣站在你的面前，承認自己的不完美。不管台前是十個人、二十個人、上千人，我還是願意坦承自己的脆弱。

身體知道答案

你和你的身體在一起嗎？我們的身體會記得我們每一次向外求而往內踐踏自己，最後的大反撲，就是死亡與死亡前的痛苦和疾病。當我們學會讓身體與認知同步，與身體連結，透過身體聆聽內在神明的需求，尊重身體，跟舒服的人在一起，這就是養生養神。

人生是一段很長的試煉，試煉的最後成績在終點：如何喜悅面對肉身的死亡。過去的我，不按時睡覺，六識感官向外過度追求不斷耗氣，身體處於虛癆透支狀態愈來愈弱，氣隨著各種思慮耗散，胡思亂想持續傷神，所以導致憂鬱症。

現在的我，深深明白道家所謂「靜則神藏，躁則消亡」，對於養神，沒有用的就不是真的有用。心靜養神，按時睡覺（晚上九點到早上五點），這是恢復自身能量最好的方法。藥補不如食補，食補不如睡補，身忙心閒的修行，才是真道。

《莊子．大宗師》裡面對於古代修行的真人是這麼形容的：

古之真人，其寢不夢，其覺無憂，其食不甘，其息深深。真人之息以踵，眾人之息以喉。屈服者，其嗌言若哇。其嗜欲深者，其天機淺。古之真人，不知說生，不知惡死；其出不訢，其入不距；翛然而往，翛然而來而已矣。不忘其所始，不求其所終；受而喜之，忘而復之。是之謂不以心捐道，不以人助天。是之謂真人。

文化史學家余秋雨是這麼詮釋莊子的：

古代的真人，睡覺無夢，醒來無擾，飲食不求香甜，呼吸又深又透。真人的呼吸能夠貫通腳跟，而常人的呼吸卻只在喉嚨。一個人如果屈服於他人，言語就會受阻。那麼，如果屈服欲望，天然的根器也就淺了。古代的真人，不貪戀生，不厭惡死。對於出生，並不欣喜；對於死亡，也不拒絕。自由自在地去，就像自由自在地來。不忘記起點，不追求終點。事情來了就欣然接受，如果忘了，就恢復自然。這就是說，不用人心去損害大道，不用人力，去加注天然，這才稱得上真人。

自由自在的去，就像自由自在的來，這不是做人的根本嗎？不貪戀生，不厭惡死，放鬆的活，讓識神一步步放開對身體的控制，還有比莊子所描述，更美好的世界嗎？

鬆，就是識神一步步放開身體

我在科羅拉多亞斯班音樂節演出時，曾跟一位世界級指揮家辛曼（David Zinman）合作〈貝多芬第九號交響曲〉。我記得很清楚，辛曼靜靜的站在台上，我們每個人都全神貫注，他的手輕輕一點，弦樂器的聲音就傾瀉而出，指揮、樂團、音樂合為一體。這就是道家思維中的道：最高明的指揮，和自己的身體在一起，在你在的地方，你獨一無二，你就是一座寶山，你就是世界級，不需要往外求。把心安定好，一切該來的都會來。

文化的傳承，民間的力量，璀璨的上古文明，一直沒有離開我們。如今的我，沒有遠大的抱負、宏偉的志向。如今的我，只想跟隨中華文明先人的腳步，學習「恬淡虛無，真氣從之，精神內守，病安從來」的東方力量。

生命轉了不同的彎，帶我走了許多美好的路。我生長在台灣，在美國生活受教育，如今，我不再飄蕩，不再迷失，因為，我終於和十五歲的自己和解，與現在的自己和解。「外不勞形於事，內無思想之患，以恬愉為務，以自得為功。」人生中，不再做自己的敵人，自己做自己的神明，你就能走在療癒回家的路上。

致謝

感謝你們溫柔的陪伴

尤虹文

這是一本記錄向內走的旅程，在我心中準備了好久好久。但是我一直覺得，除非我真正找到了喜悅，真正攻克我的憂鬱症，我沒有辦法和你們分享我這幾年的經歷，以及我以身親試的治療方法。

除非我自己活出來，我沒有資格為你寫一本療癒的書。

等到我真的覺得我準備好了，我飛回台北試圖說服出版社。我們籌劃了超過一年，在我寫到快四分之一的時候，我遭遇了人生中最大的打擊，一切似乎該停止在那一個北京的冬夜。

但是，理安道長說過，所有發生的事情，都是本來就應該發生的事。等到進入大靜，就能深刻觀察到緣起緣滅。在老師、大夫，所有高能量的智者指引下，我繼續書寫。我更加明白體悟到：把心安定好，生命竟是如此美妙。

我何其幸福，所有的一切都是因緣和合的成就，我不是我，是無數人扶持而成。感謝諸位智者的開示，他們的存在，帶我走向療癒的道路：星雲大師、證嚴法師、聖嚴法師、繼程法師、一行禪師、張至順道長、慈容法師、慧傳法師、如常法師、慧屏法師、妙光法師、德悅法師、理安道長、理玉道長、鈴木禪師。

感謝遠見．天下文化創辦人高希均教授和王力行發行人，承蒙他們厚愛和提攜，每次回台見面總是鼓勵我寫，再寫，多寫，予我一個悠然自得的寫作天地。

緣深就能把病治好，感謝徐文兵老師和隋強老師的悉心治療與教導。

感謝生命中的許多貴人：許文龍創辦人、郭玲玲館長、劉麗安女士、林天來社長、楊永妙祕書長、蔡馥鵑副總經理、楊瑪利社長、許耀雲社長、金蜀卿社長、蔡青兒營運長、劉軒（軒哥）、厚樸中醫團隊、隋強健康工作室。

感謝吳佩穎副總編輯和周思芸的耐心等待，從《哈佛教我的18堂人生必修課》之後，終於完成這本書。感謝思芸不眠不休如追劇一樣看完書稿，怡琳副主編認真仔細的校稿，以及柏菁和昂熾陪我從第二本書走到第三本書。

My deepest gratitude for your unwavering love and support: Mr and Mrs. Perlman, Susy and Mario, George and Dina, Dede, Susan, Elly, Claire, Mingwei, Amy and Jonathan, Mark and Nadine, David, Mike.

還有太多同修朋友為本書的最終呈現做出貢獻。雖然我沒有一一列舉他們的大名，只能放在心中，但是希望他們能夠感受到我的誠摯謝意。

最後，感謝我的父母賦予我生命，感恩我的先生帶我到北京：身心相會，讓心找回身體，讓每個生命溫暖，這是我的親身體驗。書中粗淺的感受和領悟，請各位老師同修不吝指正。如果這本書裡面，有一句話，一個字，觸動你，讓你願意親自去體驗書中這些令我受益的療法，讓你也走在回家的人生旅途中，擁有健康幸福的身體，那麼，我別無所求。

九月二十八日，於台北北投關渡平原

附錄

《黃帝內經・上古天真論》

昔在黃帝，生而神靈，弱而能言，幼而徇齊，長而敦敏，成而登天。

乃問於天師曰：余聞上古之人，春秋皆度百歲，而動作不衰；今時之人，年半百而動作皆衰者。時世異耶人將失之耶？

岐伯對曰：上古之人？其知道者，法於陰陽，和於術數，食飲有節，起居有常，不妄作勞，故能形與神俱，而盡終其天年，度百歲乃去。

今時之人不然也，以酒為漿，以妄為常，醉以入房，以欲竭其精，以耗散其真，不知持滿，不時御神，務快其心，逆於生樂，起居無節，故半百而衰也。

夫上古聖人之教下也，皆謂之虛邪賊風避之有時，恬惔虛無，真氣從之，精神內守，病安從來。

是以志閒而少欲，心安而不懼，形勞而不倦，氣從以順，各從其欲，皆得所願。故美其食，任其服，樂其俗，高下不相慕，其民故曰樸。

是以嗜欲不能勞其目，淫邪不能惑其心，愚智賢不肖，不懼於物，故合於道。所以能年皆度百歲而動作不衰者，以其德全不危也。

帝曰：人年老而無子者，材力盡邪？將天數然也？

岐伯曰：女子七歲腎氣盛，齒更髮長。二七而天癸至，任脈通，太沖脈盛，月事以時下，故有子。三七腎氣平均，故真牙生而長極。四七筋骨堅，髮長極，身體盛壯。五七陽明脈衰，面始焦，髮始墮。六七三陽脈衰於上，面皆焦，髮始白。七七任脈虛，太沖脈衰少，天癸竭，地道不通，故形壞而無子也。

丈夫八歲腎氣實，髮長齒更。二八腎氣盛，天癸至，精氣溢瀉，陰陽和，故能有子。三八腎氣平均，筋骨勁強，故真牙生而長極。四八筋骨隆盛，肌肉滿壯。五八腎氣衰，髮墮齒槁。六八陽氣衰竭於上，面焦，髮鬢頒白。七八肝氣衰，筋不能動，天癸竭，精少，腎臟衰，形體皆極。八八則齒髮去。

腎者主水，受五臟六腑之精而藏之，故五臟盛，乃能瀉。今五臟皆衰，筋骨解墮，天癸盡矣，故髮鬢白，身體重，行步不正，而無子耳。

帝曰：有其年已老，而有子者：何也？

岐伯曰：此其天壽過度，氣脈常通，而腎氣有餘也。此雖有子，男子不過盡八八，女子不過盡七七，而天地之精氣皆竭矣。

帝曰：夫道者年皆百歲，能有子乎？岐伯曰：夫道者能卻老而全形，身年雖壽，能生子也。

黃帝曰：余聞上古有真人者，提挈天地，把握陰陽，呼吸精氣，獨立守神，肌肉若一，故能壽敝天地，無有終時，此其道生。

中古之時，有至人者，淳德全道，和於陰陽，調於四時，去世離俗，積精全神，游行天地之間，視聽八遠之外，此蓋益其壽命而強者也。亦歸於真人。

其次有聖人者，處天地之和，從八風之理，適嗜欲於世俗之間，無恚嗔之心，行不欲離於世，被服章，舉不欲觀於俗，外不勞形於事，內無思想之患，以恬愉為務，以自得為功，形體不敝，精神不散，亦可以百數。

其次有賢人者，法則天地，象似日月，辨列星辰，逆從陰陽，分別四時，將從上古合同於道，亦可使益壽而有極時。

國家圖書館出版品預行編目（CIP）資料

因為身體記得：告別憂鬱症的療癒之路 /
尤虹文著. -- 第一版. -- 臺北市：遠見天下
文化, 2019.10
面； 公分. -- (心理勵志 ; BBP445)
ISBN 978-986-479-841-4 (平裝)

1.憂鬱症 2.心理治療

415.985 108017523

心理勵志 BBP445

因為身體記得

告別憂鬱症的療癒之路

作者 — 尤虹文

總編輯 — 吳佩穎
副主編暨責任編輯 — 陳怡琳
美術設計、內頁繪圖 — 三人制創
封面圖片 — Vanzyst/iStock

出版者 — 遠見天下文化出版股份有限公司
創辦人 — 高希均、王力行
遠見・天下文化・事業群 董事長 — 高希均
事業群發行人／CEO — 王力行
天下文化社長 — 林天來
天下文化總經理 — 林芳燕
國際事務開發部兼版權中心總監 — 潘欣
法律顧問 — 理律法律事務所陳長文律師
著作權顧問 — 魏啟翔律師
地址 — 台北市 104 松江路 93 巷 1 號 2 樓

讀者服務專線 — (02) 2662-0012 ｜傳真 — (02) 2662-0007；(02) 2662-0009
電子郵件信箱 — cwpc@cwgv.com.tw
直接郵撥帳號 — 1326703-6 號　遠見天下文化出版股份有限公司

內頁排版 — 張靜怡、楊仕堯
製版廠 — 東豪印刷事業有限公司
印刷廠 — 祥峰印刷事業有限公司
裝訂廠 — 中原造像股份有限公司
登記證 — 局版台業字第 2517 號
總經銷 — 大和書報圖書股份有限公司 電話／ (02) 8990-2588
出版日期 — 2021 年 11 月 19 日第一版第 6 次印行

定價 — NT 350 元
ISBN — 978-986-479-841-4
書號 — BBP445
天下文化官網 — bookzone.cwgv.com.tw

天下·文化

BELIEVE IN READING